COMPENDIUM

DER LEHRE

VON DEN

FRACTUREN

FÜR STUDIERENDE UND ÄRZTE

VON

DR. STETTER,
DOCENT DER CHIRURGIE AN DER UNIVERSITÄT KÖNIGSBERG.

DRITTE AUFLAGE.

BERLIN
DRUCK UND VERLAG VON GEORG REIMER
1895.

FRACTUREN.

Vorwort zur ersten Auflage.

Als notwendige Ergänzung zu meinem Compendium der Lehre von den frischen traumatischen Luxationen lasse ich hiermit das Compendium der einfachen Fracturen folgen. Gern hätte ich dasselbe schon eher fertig gestellt, allein andere Arbeiten, vor Allem die Leitung der Kgl. chirurg. Klinik während des vergangenen Winter-Semesters, hielten mich davon ab. Ich hoffe, dass es mir gelungen sein wird ein practisches Buch zu schreiben, um so mehr als ich es mit sorgfältiger Benutzung der kritischen Bemerkungen gearbeitet habe, welche mir schriftlich und mündlich über das Compendium der Luxationen zugegangen sind. Es soll auch das vorliegende Buch kein Lehrbuch im eigentlichen Sinne des Wortes sein, sondern nur das Wissenswerte und zur Zeit Feststehende über die einfachen Fracturen bringen und so für den Studierenden wie für den Arzt ein Hand- und Nachschlagebuch sein, welches einmal den Mechanismus der Brüche klar darstellt und Alles zur Erkennung und Behandlung Notwendige enthält. So übergebe ich das Buch der medicinischen Welt, dankend für die freundliche Aufnahme, welche das Compendium der Luxationen gefunden hat, mit der Bitte gleiches Wohlwollen auch ihm entgegenzubringen.

Vorwort zur zweiten Auflage.

In der vorliegenden II. Auflage ist nichts wesentliches geändert, jedoch die Erfahrungen auf dem Gebiete der Knochenbrüche bis zur Neuzeit ergänzt.

Vorwort zur dritten Auflage.

Die vorliegende III. Auflage ist durch die Besprechung der complicierten Fracturen sowie die Angaben über Behandlung mit Gehverbänden und Therapie der Pseudarthrosen vermehrt, da mir der Wunsch ausgesprochen wurde, ich möchte auch diese Verletzungen resp. Folgen der Knochenbrüche mit in das Compendium aufnehmen. Letzteres ist nun zu einem kurzen Lehrbuch der Fracturen überhaupt geworden und ich will hoffen, dass es dadurch an Brauchbarkeit gewonnen hat. In der Hauptsache hat der allgemeine Teil infolge dessen eine Erweiterung erfahren, bei den einzelnen Skelett-Teilen ist nur mit wenigen Worten auf die Complicationen hingewiesen.

Inhalt.

Einleitung.

Dieselben Worte, mit denen ich die Arbeit über Verrenkungen einleitete, seien auch diesem Buche vorangestellt, welche die Mahnung für jeden Mediciner enthalten, den Formsinn zu üben, den normalen Menschen auf's genauste zu studieren, um abnorme Formen sehen zu lernen. Einzelne der beigegebenen Figuren sollen darin unterstützen.

Bei Besprechung der Therapie habe ich zum ersten Male die *Beely*'schen Gyps-Hanf-Schienen in den Vordergrund gestellt, weil ich sie nach nunmehr 16 jähriger Erfahrung auf's Beste empfehlen kann, nicht nur der durchweg guten Resultate, sondern auch der Bequemlichkeit wegen für Patient und Arzt während der ganzen Behandlungsdauer. In dem genannten Zeitraum habe ich, sowohl früher in der Klinik, als auch jetzt in der Privatpraxis alle Fracturen der Extremitäten nur mit Gyps-Hanf-Schienen behandeln sehen, resp. selbst behandelt. Nur dann, wenn ein grosser Verband mit wenig Assistenz zu machen ist, gebe ich selbst dem circulären Gypsverbande den Vorzug. Von der bisher allgemein gebräuchlichen Darstellung der Oberschenkelhalsfracturen als intra- und extracapsuläre bin ich in sofern abgewichen, als ich der Einteilung in lose und eingekeilte folgte, aus Gründen, die in dem betreffenden Paragraphen näher angegeben sind. Bezüglich der Begründung der Differenzial-

Diagnosen bemerke ich, dass sich beide Compendien ergänzen sollen und daher hier nicht überall so genau darauf eingegangen ist, wie es für ein Lehrbuch wünschenswert erscheint. Durch die Beigabe der Abbildungen bin ich einem, in den Kritiken über das Compendium der Luxationen ausgesprochenen Wunsche nachgekommen und hoffe damit allen Beteiligten — Studierenden, Aerzten und Patienten — gedient zu haben.

Allgemeiner Teil.

A. Einfache (subcutane) Fracturen.

Begriff: Unter einem Knochenbruch (fractura) versteht man die vollständige Trennung der Continuität eines Knochens durch Zerbrechen und bezeichnet diesen Zustand als complete Fractur, zum Unterschied von einer incompleten, bei welcher keine vollständige Zusammenhangstrennung eingetreten ist, wofür auch die Namen: Infraction, Fissur, Charnir-Fractur gebräuchlich sind.

Man unterscheidet ferner einfache und complicierte Knochenbrüche. Die ersteren werden auch subcutane genannt, woraus sich von selbst ergiebt, dass man unter diesem Namen diejenigen begreift, welche bei unverletzter Haut bestehen. Complicierte nennt man dagegen diejenigen, bei welchen der Zutritt der atmosphärischen Luft zur Bruchstelle gestattet ist, also mehr weniger ausgedehnte Verletzungen der umgebenden Weichteile vorliegen. Cfr. pag. 21.

Wenn also auch gleichzeitig Verletzungen grösserer Gefässe oder Nerven vorhanden sind, so rechnet man die Fractur doch noch zu den einfachen, wenn die bedeckende Haut intact geblieben ist und keine Luft zu den Knochenwundflächen gelangen kann.

Pathologische Anatomie. Die Bruchlinie kann bei den vollständigen Fracturen in verschiedenen Richtungen durch den Knochen verlaufen und es ergiebt sich daraus die

Einteilung in Längs-Quer-Schräg-Brüche. Zu den ersteren gehören auch die sog. Torsions- oder Spiral-Fracturen. Im 28. Bande der deutschen Zeitschrift für Chirurgie veröffentlicht *Kröll* eine eingehende Arbeit über die Spiralfracturen. Er macht den Vorschlag um Missverständnisse zu vermeiden, denjenigen Spiralverlauf, welcher der Windung des Korkziehers und der gewöhnlichen Schraube entspricht, als rechtsgewundenen, den umgekehrten als linksgewundenen zu bezeichnen. Bezüglich der Entstehung hat *Kröll* nachgewiesen, dass eine rechtsgewundene Spirale dann resultiert, wenn der Knochen rechts herumgedreht, eine linksgewundene, wenn er links herumgedreht wird. Da aber eine Umdrehung nach rechts herum als eine Verwindung in linksspiraliger Richtung und umgekehrt anzusehen ist, so gipfeln die Untersuchungen und Experimente *Kröll's* in dem Satze: „Die Spirale der Spiralfractur hat stets die umgekehrte Richtung wie die Torsionsspirale. — Abhängig von der Wachsthumsdrehung der Knochen ist eine andere Art der Spiralfracturen, deren Verlaufsrichtung sich daraus ergiebt, dass die rechtsseitigen Knochen des Skeletts links-, die linksseitigen rechtsspiralig gewachsen sind". (E. Fischer's Drehungsgesetz.) Am häufigsten werden die Schrägfracturen beobachtet, denn es gehört erfahrungsgemäss zu den Seltenheiten, dass ein Knochen im Verlaufe seiner Längsaxe bricht, ebenso wie rein quere Durchtrennungen nicht häufig eintreten. Zwischen den Schräg- und Quer-Brüchen giebt es jedoch so viele Uebergangs-Stellungen, dass man auch von einer Querfractur spricht, wenn die Trennungslinie mit der Längsaxe des Knochens nicht gerade einen rechten Winkel bildet, sondern nur wenig schräg verläuft oder bei seitlichen passiven Bewegungen die Knochenenden sich gegeneinander verschieben lassen.

Ist der Knochen in Folge der Durchkreuzung mehrerer Bruchlinien in mehrfache Teile zerbrochen, so dass ein oder mehrere Stücke ganz aus ihrem Zusammenhange getrennt sind, so liegt ein Splitter- oder Stück-Bruch (auch Comminutivbruch gen.) vor.

Mit Rissbruch bezeichnet man das Abgerissensein eines Knochenstückes durch den Zug eines an ihn sich inserierenden Muskels oder Bandes. Zu den unvollständigen Fracturen gehört der Lochbruch, d. h. ein meist durch ein Projectil durch den Knochen geschlagenes Loch, ohne gleichzeitige Zerstückelung der umgebenden Knochensubstanz. Das grösste Contingent zu den unvollständigen Brüchen stellen die Infractionen oder Einknickungen. Da zu ihrer Entstehung ein gewisser Grad von Biegsamkeit des Knochens gehört, so werden sie auch vorzugsweise im Kindesalter beobachtet. Bei gewaltsamer Biegung zerreissen auf der Seite des Zuges, d. h. an der Convexität die Cortical-Lamellen, während sie auf der Seite des Druckes, d. h. an der Concavität nur eingebrochen werden und so der Knochen eine Knickung erleidet.

Da man mit vollem Recht das Periost als mit zum Knochen gehörig betrachtet, so muss auch der sog. subperiostalen Brüche und traumatischen Epiphysen-Trennungen Erwähnung geschehen. Sie sind im Allgemeinen selten und vorwiegend bei rachitischen Kindern beobachtet. — Wir müssen ferner der Benennungen „eingekeilter“ und „loser“ Bruch gedenken. Mit ersterem bezeichnet man den Zustand, in welchem die Fragmente in einander verschoben sind, so dass das eine Bruchende in der Substantia spongiosa des anderen steckt, während im Gegensatz dazu eine lose Fractur freie abnorme Beweglichkeit gestattet, welche der eingekeilten fehlt. Der Einkeilung günstig kann unter Umständen der Verlauf der Bruchebenen sein, sowie die in Folge der Knochenarchitektonik stets gezähnte Beschaffenheit der Bruchflächen.

Aetiologie und Mechanismus. Die Ursache einer Fractur kann traumatischer oder pathologischer Natur sein.

In Folge eines Trauma's können directe oder indirecte Fracturen entstehen; je nachdem der Knochen an derselben Stelle bricht, an welcher die Gewalt einwirkte (direct) oder an einer entfernteren (indirect). Wenn z. B. ein Schlag den Humerus in der Mitte trifft und ihn dort bricht, so liegt ein directer

Bruch vor; ist derselbe aber Folge eines Falles auf die Hand bei gestrecktem Arme, so liegt ein indirecter Bruch vor.

Der Mechanismus ist der, dass die einwirkende Gewalt den Knochen über seine Elasticitäts-Grenze hinausbiegt, bis er bricht u. z. geschieht dies zuerst an seiner convexen und bei weiter wirkender Gewalt auch an seiner concaven Seite. — Als brechende Kraft ist ferner auch der Muskel- und Bänderzug beobachtet worden, worauf wir im speciellen Teile noch zurückkommen werden. Die sog. Intrauterin-Fracturen sind wohl meist auf gewaltsame Contractionen des Uterus bei wenig Fruchtwasser zurückzuführen oder auf eine Gewalteinwirkung, welche den schwangeren Uterus traf. Wahrscheinlich liegt jedoch dabei als prädisponierendes Moment eine Knochenerkrankung des Foetus vor.

Unter den pathologischen Ursachen spielen die Rachitis und die Osteomalacie die Hauptrolle, weil bei ihnen eine hervorragende Schwäche der Knochensubstanz besteht. Da hierbei der Knochen biegsamer ist, als normal, so werden häufiger Infractionen als vollständige Fracturen beobachtet. Weitere, pathologische Fracturen leicht veranlassende Ursachen sind besonders Knochentumoren und Syphilis. In einem von *Köhler* beobachteten Falle von hochgradiger Knochenbrüchigkeit nimmt er, mangels anderer aetiologischer Momente, allgemeine Schwäche in Folge langer Bettruhe an.

Bezüglich des Vorkommens der Fracturen gilt im Allgemeinen, dass sie am häufigsten im mittleren Lebensalter und bei Männern sind. Kinder werden im Ganzen seltener davon betroffen, weil ihre Knochen noch eine relativ grosse Biegsamkeit besitzen und alte Leute sowie Frauen sind den betreffenden Schädlichkeiten weniger ausgesetzt als der arbeitende Mann. Als Gelegenheitsursache ist der Winter nicht zu vergessen, denn es ist wohl allgemein bekannt, dass in dieser Jahreszeit mehr Fracturen zur Beobachtung kommen als in den anderen.

Symptome und Diagnose. Die von vornherein richtige Beurteilung der hier zu besprechenden Verletzungen hängt wie bei den Luxationen zum grossen Teil davon ab, in wie weit der untersuchende Arzt sein Auge in der Unterscheidung normaler und krankhafter Körperteile geübt hat und in wie weit ihm die normalen Formen des Körpers zum klaren Bewusstsein gekommen sind. Ein Blick auf den gebrochenen Knochen einer Extremität und ein Vergleich mit der gesunden Seite wird dann mit Zuhilfenahme der Anamnese und der dem Patienten möglichen resp. unmöglichen Functionsfähigkeit in so manchen Fällen schon genügen, um sich über die Art der Verletzung ein möglichst klares Bild zu verschaffen.

Die Symptome zerfallen in subjective und objective.

A. Subjective Symptome.

Zu ihnen gehört vor allem der Schmerz, speciell der Bruchschmerz, den der Kranke stets in mehr weniger hohem Grade fühlt, nicht selten zusammen mit einem Krachen.

Ein wesentliches Moment ist die Functionsstörung; denn der Patient wird, wenn überhaupt, das verletzte Glied, sofern es sich um eine Extremität handelt, nur unter grossen Schmerzen bewegen können.

Wenn nun auch die genannten Zeichen das Vorhandensein einer Fractur in hohem Grade wahrscheinlich machen, so sind sie doch allein zur Diagnose nicht ausreichend, denn wir können uns sehr wohl denken, dass eine heftige Contusion dieselben Symptome hervorruft. Wir bedürfen daher notwendigerweise noch anderer Anzeichen und diese sind

B. Die objectiven Symptome.

Zu ihnen gehören:

1. Die Schwellung und Blutunterlaufung. Die stets vorhandene resp. sich bald nach dem Eintritt der Fractur einstellende Anschwellung ist bedingt durch den gleichzeitigen Bluterguss aus dem Knochenmark und aus den zerrissenen Ge-

fässen der Muskulatur. Liegt der fracturierte Knochen der äusseren Haut nahe, so wird schon bald nach der Verletzung die bläuliche Färbung der Haut den Bluterguss deutlich erkennen lassen. Liegt er unter dicken Muskelschichten, so wird sich die Hautfärbung erst nach einiger Zeit documentieren.

2. Die Dislocation der Fragmente. Je nach der Art der Verschiebung unterscheidet man:

Fig. 1.

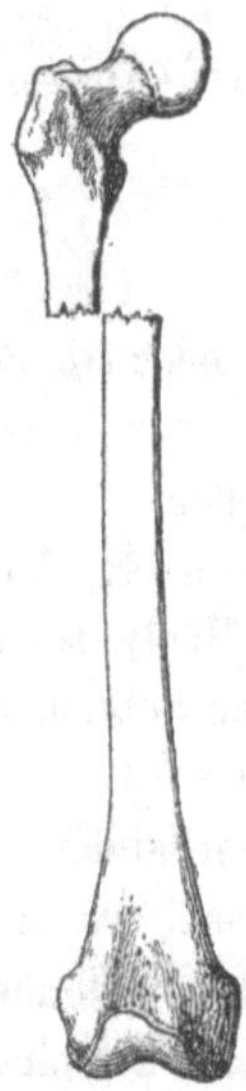

Dislocatio ad latus.

Fig. 2.

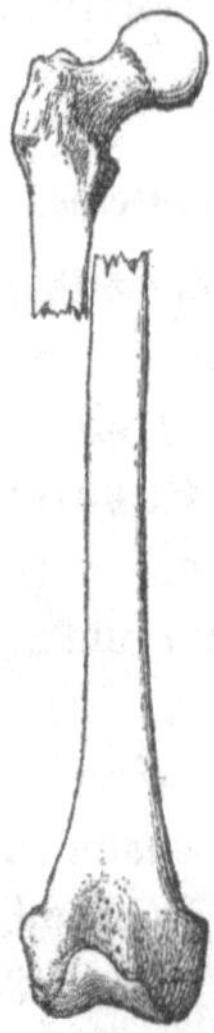

Dislocatio ad longitudinem.

Fig. 3.

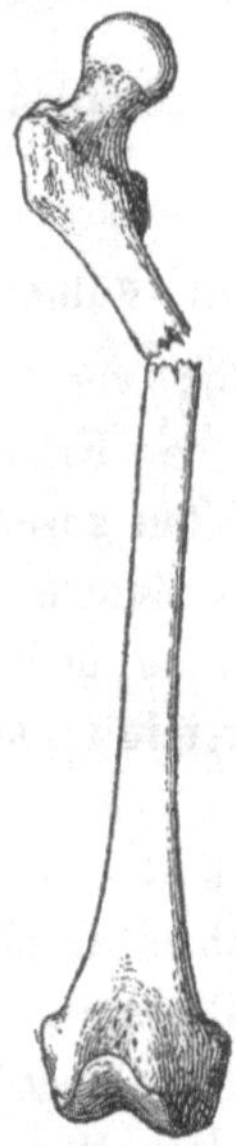

Dislocatio ad axin.

Fig. 4.

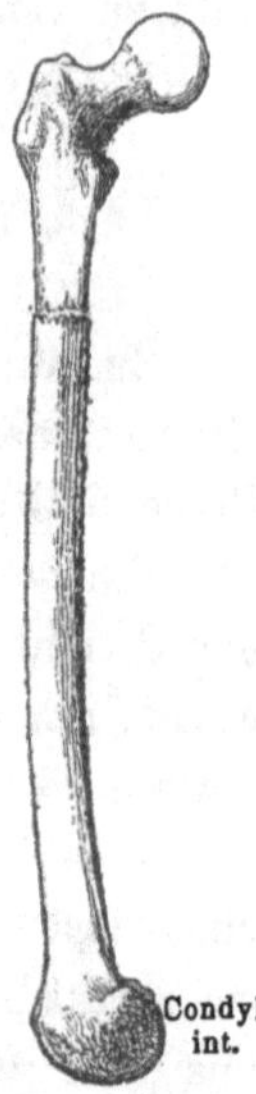

Dislocatio ad peripheriam. (Das periphere Fragment hat sich um seine Längsachse nach aussen gedreht.)

I. Dislocatio ad latus (Fig. 1). Sie besteht, wenn die Fragmente einfach seitlich gegeneinander verschoben sind.

II. Dislocatio ad longitudinem (Fig. 2). Unter ihr begreift man eine Verschiebung in der Längsrichtung des Knochens. Da dabei zwei Möglichkeiten vorliegen, so unterscheidet man eine Dislocatio ad longitudinem cum abbreviatione (die gewöhnliche Form), wenn sich ein Fragment am andern in die Höhe geschoben hat und eine Dislocatio ad longitudinem cum elongatione, wenn sich die Fragmente von einander entfernt haben. — Die

III. Dislocatio ad axin (Fig. 3) ist dann vorhanden, wenn die Längsachse des Knochens winklig geknickt ist und von einer

IV. Dislocatio ad peripheriam (Fig. 4) spricht man, wenn sich das eine Fragment gegen das andere um seine Längsachse gedreht hat.

Mit der Dislocation ad longitud. cum abbreviat. hängt die sog. Einkeilung der Fragmente (Gomphosis) innig zusammen. Man versteht darunter das Ineinandergeschobensein zweier Fragmente und unterscheidet eine vollständige oder unvollständige Einkeilung.

3. Die Crepitation. Dieselbe entsteht durch das Reiben der Fragmentenden gegen einander. Sie wird gefühlt, kann auch gehört werden und wird hervorgebracht in Folge der abnormen Beweglichkeit, welche an der Bruchstelle herzustellen ist.

Bezüglich der Crepitation muss jedoch darauf hingewiesen werden, dass sie z. B. auch bei einer Verrenkung zu fühlen ist, wenn man die an sich unverletzten Knochen gegen einander bewegt und dass sie andrerseits fehlen kann, wenn eine Fractur mit Einkeilung besteht, oder die Absprengung eines kleinen Knochenstückes vorliegt, welches den untersuchenden Fingern unzugänglich ist. In gleicher Weise kann es oft schwer, ja bisweilen unmöglich sein, unter den genannten Umständen die abnorme Beweglichkeit zu konstatieren. Wir werden später sehen, dass es bei gewissen Brüchen gradezu ein Fehler ist eine bestehende Einkeilung zu lösen, um die abnorme Beweglichkeit nachzuweisen, wenn durch andere Symptome das Bestehen einer Fractur erwiesen ist.

Aus dem Gesagten geht hervor, dass sowohl die Crepitation, als wie die abnorme Beweglichkeit als pathognomonische Zeichen nicht zu hoch anzuschlagen sind und dass die anderen begleitenden Erscheinungen sehr wesentlich für die Diagnose verwertet werden sollen.

In Folge der Dislocatio ad longitudinem können sich

4. Längendifferenzen entwickeln. Dieselben sind jedoch immer nur von bedingtem Wert, da einer exacten Messung insofern Schwierigkeiten entgegenstehen, als die Punkte von resp. bis zu welchen gemessen wird, nicht mathematisch genau bestimmt sind und in Folge dessen sich leicht Fehler einschleichen können.

Bezüglich der Percussion und Benutzung des Osteophons *Hüter*'s, sowie der Akidopeirastik *Middeldorpf*'s als diagnostische Hilfsmittel, verweise ich auf die Lehrbücher der Chirurgie. In der grössten Mehrzahl der Fälle sind diese Untersuchungsmethoden entbehrlich.

Trotz genauer Kenntniss und Verwertung der beschriebenen Symptome bleibt doch noch eine Anzahl von Fracturen übrig, deren sichere Diagnose sehr schwer, ja unmöglich ist. Für solche Fälle gilt die Regel, sie vorläufig so zu behandeln, als ob eine Fractur vorläge und es wird nicht selten in einiger Zeit, nachdem die Anschwellung der Weichteile abgenommen hat, gelingen die Veränderungen am Knochen nachzuweisen.

Die Chloroform-Narkose ist durchaus nicht immer notwendig, ja bei eingekeilten Fracturen unter Umständen direct zu vermeiden. Der Arzt wird sich hierbei oft nach der grösseren oder geringeren Empfindlichkeit des Patienten richten müssen. Wenn auch nicht zur Diagnose, so ist das Chloroform doch oft während der Anlegung des Verbandes notwendig.

Prognose. Für die hier zu besprechenden subcutanen Fracturen ist die Vorhersage gut; denn die bei weitem grösste Mehrzahl aller einfachen Fracturen heilt glatt.

Es wäre jedoch falsch, stets eine gute Prognose zu stellen, denn die Heilung kann sich sehr verzögern oder auch ganz ausbleiben. Eine sehr lange Dauer der Genesung bedingt nicht selten besonders bei alten, ohnehin wenig regenerationskräftigen Leuten mit Fracturen am Rumpf oder den unteren Extremitäten ein für den ganzen Organismus nachteiliges langes Krankenlager und die Entwickelung von Decubitus; auch sind unter den genannten Bedingungen lethale hypostatische Pneumonien beobachtet worden. Wenn aber auch im Hinblick auf die sehr grosse Zahl von Fracturen diese traurigen Ausgänge zu den seltenen Ausnahmen gehören, so zieht eine lange Ruhigstellung eines Gliedes oft so hartnäckige Inactivitäts-Ankylosen nach sich, dass dadurch selbst nach Heilung des Bruches die Functionsfähigkeit der betreffenden Extremität noch für lange Zeit gestört bleibt. Das Gleiche kann sich ereignen, wenn ein Bruch in ein Gelenk hinein verlief und der zu seiner Heilung erforderliche Callus in die Gelenkhöhle wucherte. Eine auf diese Weise hervorgebrachte Gelenksteifigkeit kann eventuell zu dauernd beschränkter Brauchbarkeit des Gelenks führen. Auch sind besonders bei alten Leuten arthritische deformierende Processe beobachtet, welche die Bewegungen dauernd hinderten.

Ferner kann die feste, knöcherne Consolidation der Fragmentenden ausbleiben und dadurch die Prognose ad sanationem completam schlecht werden.

Bei Besprechung des Heilungsvorganges werden wir sehen, dass die erste Bedingung zur knöchernen Vereinigung ist, dass sich die Bruchenden möglichst ausgiebig berühren. Daraus geht hervor, dass jede Interposition die Prognose trüben muss, wenn es nicht gelingt das interponierte Gewebe vor der definitiven Bandagierung zu beseitigen. Bei Quer- und Schräg-Brüchen ist im Allgemeinen eine Gewebs-Zwischenlagerung nicht sehr zu fürchten, wohl aber bei Längsbrüchen. Bleibt nun aus dem genannten oder anderen noch zu besprechenden Gründen die knöcherne Verheilung aus, so resultiert eine Pseudarthrose.

Der Ausdruck deckt sich nicht mit dem Begriff; denn es handelt sich dabei nicht um die Bildung eines Gelenkes, sondern um eine pathologische Beweglichkeit an der Stelle des Knochenbruches, weil keine knöcherne sondern eine fibröse, bindegewebige Zwischensubstanz produciert wird, in der man auch Knorpelzellen eingelagert gefunden hat.

Für das Zustandekommen einer Pseudarthrose können a) allgemeine und b) locale Ursachen vorliegen.

Unter den ersteren spielen allgemeine Dyscrasien die Hauptrolle und zwar besonders Syphilis und Tuberculose. Unter ihrem Einflusse bildet sich entweder gar kein oder nur ein mangelhafter knöcherner Callus, weil die normalen Ernährungsverhältnisse für das betreffende Individuum fehlen.

Es ist jedoch nicht ausgeschlossen, dass bei erfolgreicher antisyphilitischer Behandlung die Fractur schliesslich doch noch zur Heilung kommt.

Bei der Rachitis tritt gewöhnlich die lange Zeitdauer der Heilung mehr in den Vordergrund, als die Bildung eines falschen Gelenkes.

Zu den localen Ursachen gehören:

1. die durch die Art des Bruches bedingten, und
2. diejenigen, welche Folge mangelhafter Behandlung sind.

Der Bruch selbst kann insofern der Bildung einer Pseudarthrose Vorschub leisten, als beide Fragmente sehr weit von einander dislociert und durch Verbände etc. nicht an einander zu bringen resp. zu halten sind (cfr. Fr. olecrani, patellae). Die durch Interposition von Weichteilen verursachten Nachteile wurden bereits erwähnt.

Zu den durch mangelhafte Behandlung erzeugten Pseudarthrosen sind auch jene zu rechnen, welche sich die Patienten selbst durch unverständiges Benehmen zuziehen, vor Allem durch zu frühzeitige Bewegungen. Leider aber bleibt es einem ehrlichen Erzähler nicht erspart, den behandelnden Arzt für manche mangelhafte Heilung einer Fractur verantwortlich zu machen, sei es dass der Bruch nicht erkannt und keine, oder dass zu lose, resp. zu feste, resp. zu kurze (wohl am häufigsten) Verbände angelegt wurden. Ein zu loser oder zu kurzer Verband immobilisiert unvollständig, ein zu fester stört die Ernährung, kann sogar zu weitgreifender Gangrän führen.

Bei der Beurteilung der Prognose uncomplicierter Brüche verdienen die Spiralfracturen insofern besondere Beachtung als ihre Fragmente in Folge sehr spitzer Gestalt häufig die Weichteile durchspiessen, ferner die Interposition von Muskelteilen sehr leicht eintritt. Einerseits sind daher Eiterungen, andererseits Pseudarthrosen verhältnissmässig nicht seltene Folgen der genannten Brüche.

Die Behandlung der Pseudarthrosen kann eine unblutige oder eine blutige sein.

Es unterliegt keinem Zweifel, dass jeder Reiz, der auf die Fracturstelle ausgeübt wird zur Callusbildung anregt und die unblutige Behandlung der Pseudarthrosen erstrebt daher die Ausübung dieses Reizes durch Bewegungen der Fragmente gegeneinander, entweder direct durch Reiben der Bruchenden aneinander oder indirect (an der unteren Extremität) durch Umhergehen des Patienten im Wasserglasverbande. Es empfiehlt sich zu diesem Zwecke folgendes Verfahren: Nach der Anfertigung eines genauen Gypsmodells des betreffenden Beines resp. Unterschenkels wird über dasselbe ein Wasserglasverband gemacht. Nach ca. 24 Stunden wird letzterer in der Mitte aufgeschnitten, abgenommen und um das ganze Bein gelegt, nachdem am Fuss- und Knie-Gelenk ergiebige Ausschnitte gemacht sind, damit, wenn auch geringe, Bewegungen beim Gehen in diesen Gelenken gemacht werden können. — Besonders bei lange verzögerter Heilung des Bruches beider Unterschenkelknochen ist die genannte Behandlung von gutem Erfolge. — Wenn aber die Pseudarthrosenbildung durch Weichteil-Interpositionen bedingt ist, so genügt das genannte Verfahren selbstverständlich nicht sondern es müssen die interponierten Gewebsmassen entfernt werden, was nur durch Excision resp. Resection zu erreichen ist. — Demselben Wunsche, durch Reizung der Knochenenden Callusbildung zu erzeugen, verdankt die Behandlung mittelst Elfenbeinstiften*) ihre Entstehung, wodurch

---

*) Dass unter besonders ungünstigen Umständen durch das Einschlagen von Elfenbeinstiften die Prognose einer subcutanen Fractur sehr schlecht werden kann, beweist ein interessanter Fall, den ich im Jahre 1874, also in der vorantiseptischen Zeit zu beobachten Gelegenheit hatte. Bei einem Patienten mit Torsionsfractur des rechten Oberschenkels hatte sich eine schlaffe Pseudarthrose ausgebildet, die durch Einschlagen von Elfenbeinstiften

entweder zwei sehr schräg gebrochene Fragmentenden aufeinandergenagelt und geheilt werden können oder wodurch reichliche Callusbildung hervorgerufen werden kann, wenn in je ein Ende der Fragmente je ein Elfenbeinstift eingeschlagen wird. Die Resection bezweckt die vollständige Freilegung der Fragmente und glatte Absägung beider Fragmentenden mit folgendem Aneinandernähen mittelst starker Catgutfäden oder Silberdraht. Letzteres Verfahren wird besonders dann anzuwenden sein, wenn eine grosse Diastase der Fragmentenden besteht und es a priori einleuchtet, dass durch Bandagen ein enges Aneinanderliegen der Bruchflächen nicht erreicht werden kann wie z. B. bei manchen Fracturen der Patella oder des Olecranon. Dass die qu. Operationen nur unter strengster Beachtung der *Lister*'schen Vorschriften gemacht werden dürfen, ist selbstverständlich.

Ueber einen Folgezustand der Pseudarthrose für die Knochen, nämlich über die Atrophie derselben hat *Poensgen**) Untersuchungen angestellt und gefunden, dass z. B. bei Ober- und Unterschenkelfracturen der betreffende Fuss an Grösse eingebüsst hatte. Er führt diese Störungen auf Trophoneurosen zurück, die in Folge der durch die Fractur verletzten Nerven des Knochens entstehen. Ausser diesen bisher genannten, für die Prognose quoad restitutionem wichtigen Punkten, ist noch der Prognose quoad vitam zu gedenken.

Hin und wieder finden wir in der Literatur einen Todesfall verzeichnet, der unter ganz bestimmten specifischen Erscheinungen bald nach einem einfachen Knochenbruche, besonders der unteren Extremität, eingetreten war. Es handelt sich in diesen, glücklicherweise sehr seltenen, Fällen um Embolien der Arteria pulmonalis nach Thrombose der grossen Venen an der Fracturstelle. Der Tod tritt dann in wenigen Secunden ein.

---

geheilt werden sollte. Im Laufe der Behandlung arrodierte ein Stift die Art. femoralis, die in loco laesionis unterbunden wurde. Es folgte Eiterung und Jauchung, so dass zur Erhaltung des Lebens die hohe Oberschenkel-Amputation gemacht werden musste, wonach Heilung eintrat.

*) Berl. klin. Wochenschrift 1886, No. 15.

Die Erfahrung hat weiter gelehrt, dass gerade bei Patienten, die sich eine Fractur zugezogen haben, oft Delirium tremens ausbricht, wenn anders durch den vorhergegangenen Abusus spirituosorum die Disposition dazu gegeben ist. Dass hierdurch die Prognose quoad vitam sehr erheblich beeinflusst resp. verschlechtert werden muss, ist selbstverständlich, aber auch die Heilung der Fractur kann zum mindesten sehr verzögert werden durch die Unruhe der Patienten, die sich mitunter selbst die dicksten Gypsverbände in kleine Stücke zerbrechen.

Verlauf und Heilungsvorgang. Abgesehen von ganz geringen Temperaturerhöhungen (bis etwa 38,5) in den ersten Tagen nach der Verletzung, ist der Verlauf bei den subcutanen Fracturen fieberlos und auch das Allgemeinbefinden des Patienten leidet gewöhnlich nicht allzusehr. Letzteres richtet sich natürlich nach der Empfindlichkeit und dem Alter der Kranken, nach der Schwere der Verletzung, der Dauer des Krankenlagers etc.

Die Heilung erfolgt durch eine knöcherne Narbe, d. h. es bildet sich zwischen den Fragmentenden eine knöcherne Zwischensubstanz, Callus genannt, welche eine feste Verbindung wieder herstellt. Letztere kann jedoch nur eintreten, wenn sich die beiden Bruchenden berühren oder doch so nahe an einander liegen, dass die vom Knochen und Periost gelieferten Callusmassen zusammen verschmelzen können. Die Bildung der Zwischenknochensubstanz geht Hand in Hand mit der allerdings früher abgeschlossenen Resorption des Blutergusses und zwar beteiligen sich daran die sämmtlichen Gewebe des Knochens, vorzugsweise das Periost. Der von ihm gebildete Callus, entstanden durch die Wucherung von Periostzellen, zwischen welche sich Kalksalze ablagern, legt sich ringförmig um die Fracturstelle herum. Er bildet somit eine äussere Vereinigungsschicht und wird deshalb auch als äusserer Callus beschrieben. *(Volkmann.)*

Gleichzeitig ist aber auch das Mark nicht unthätig geblieben. Auch von ihm wird verknöcherndes Gewebe produciert, welches man als innern Callus bezeichnet. Endlich beteiligt sich auch die Corticalschicht an der Verknöcherungsarbeit und liefert den zwischen innerem und äusserem liegenden sogenannten intermediären Callus (Substantia intermedia Breschettii).

Dupuytren unterschied einen provisorischen und definitiven Callus, eine Anschauung, die heute nicht mehr haltbar ist.

Mit der schliesslichen innigen Vereinigung des neugebildeten Knochengewebes ist die Heilung vollendet und dem Knochen seine Functionsfähigkeit wiedergegeben.

Geht die Callus-Bildung in auffallend langsamer oder ungenügender Weise von Statten, so können Eingriffe während der Heilungsdauer vorgenommen werden, welche eine künstliche Vermehrung der Knochenneubildung erzielen*). *Helferich* rät zu diesem Zwecke die betreffende Region in einen Zustand geringer Stauungshyperämie zu versetzen, indem man ein mittelstarkes, gut elastisches Gummirohr reichlich oberhalb der qu. Stelle mit mässiger Anspannung um die betreffende Extremität anlegt, anfänglich die Constriction nur einige Stunden lang unterhält und erst allmälig zur dauernden Anlegung übergeht, wobei das Eigengefühl der Patienten selbst in der Regel schnell den richtigen Grad der Spannung beurteilen lernt. Werden gleichzeitig die an der gut immobilisirten Extremität von der Umschnürungsstelle peripher gelegenen Teile mit einer Flanellbinde lege artis umwickelt, so tritt auch an diesen Teilen kein Oedem ein, man kann also die gewünschte Hyperämie auf eine bestimmte Stelle d. h. auf die Fracturstelle und ihre nächste Umgebung localisieren. — Zur erfolgreichen Anwendung dieses *Helferich'*schen Verfahrens ist es jedoch notwendig, dass die Knochenproduction überhaupt angeregt ist, „nur die Steigerung einer aus anderer Ursache bedingten resp. hervorgerufenen Knochenneubildung kann so erreicht werden. Niemals kann durch die Hyperämie allein die Anregung zur Knochenneubildung gegeben werden". In gleicher Weise lässt sich durch die künstlich hervorgerufene Hyperämie auch bei der subcutanen Reibung

*) *Helferich*, Ueber künstliche Vermehrung der Knochenneubildung. *Langenbeck's* Arch. Bd. XXXVI, pag. 873.

der Bruchenden gegeneinander, bei Resection der Bruchenden oder bei der Nagelung derselben die Callusbildung vermehren.

Auch zur Entscheidung der Frage, ob die künstliche Hyperämie eine Steigerung des physiologischen Knochenwachstums zu Stande bringe, hat *Helferich* (l. c.) Versuche angegeben und glaubt danach diese Frage bejahen zu müssen.

Fig. 5. (Nach *Hueter*.)

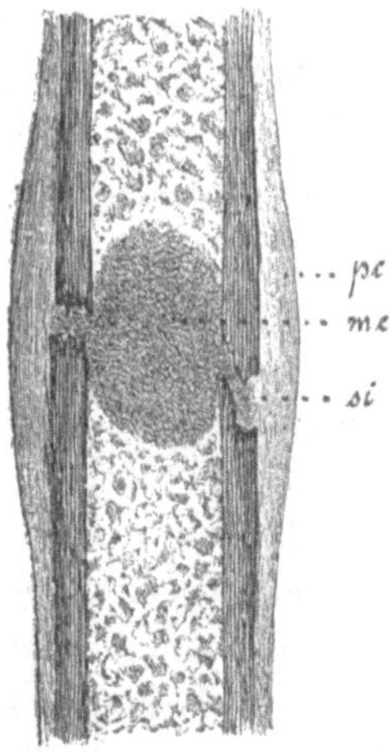

pc Periost-Callus. *mc* Mark-Callus. *si* Subst. intermed.

Unter Callus luxurians versteht man eine übermässige Wucherung von Knochengewebe, sodass an dem betreffenden Knochen nach seiner Heilung eine mehr weniger beträchtliche Verdickung zurückbleibt. Für den Kranken im Allgemeinen trauriger ist das Gegenteil: eine mangelhafte Callusbildung, welche meist eine Pseudarthrose zur Folge hat.

Für die Heilungsdauer der Fracturen lassen sich allgemein gültige Angaben schwer machen. Sie schwankt zwischen einigen Wochen und mehreren Monaten. Als Mittel giebt *Hueter* 5—6 Wochen an.

Therapie. Die erste Aufgabe der Behandlung ist die Reposition der Fragmente, wenn irgend möglich recht bald nach der Verletzung, die zweite die Retention.

Wenn keine Dislocation vorliegt, so ist die Reposition nicht erforderlich und es können derartige Brüche auch ohne besondere Behandlung gut heilen. Die dislocierten Bruchenden kann man entweder durch directen Druck mit den Händen reponieren oder durch Extension oder durch Combination beider. Wenn jedoch ein mehrfacher Splitterbruch vorliegt, so wird man auf eine vollständige Reposition aller Fragmente meistens verzichten müssen. Stellen Muskel-Contractionen der Reposition zu erheblichen Widerstand entgegen, so ist die Chloroformnarcose anzuwenden.

Nachdem die Reduction und mit ihr auch die daptation der Bruchflächen hergestellt ist, liegt die weitere Aufgabe der Behandlung darin, die Reposition zu erhalten. Dies kann in einer kleinen Anzahl von Fällen auf blutigem Wege geschehen müssen (cfr. Fract. patellae, olecrani), wird jedoch bei den meisten einfachen Fracturen durch Extension nebst Contraextension und Verbände, resp. Lagerungsapparate erreicht, womit zu dauernder Entspannung der Muskulatur oft bestimmte Stellungen der Extremitäten zweckmässig verbunden werden. Bei gewissen Fracturen dienen letztere auch dazu, die Reposition zu ermöglichen, wenn man von der Extremität aus auf das eine Fragmentende wirken kann, während sich das andere unserer directen Einwirkung durch seine versteckte Lage entzieht.

Bei Besprechung der Diagnose deutete ich bereits darauf hin, dass bei einer eingekeilten Fractur die Narcose eventuell ganz zu vermeiden sei. Dies hat darin seinen Grund, dass für die Heilung ein eingekeilter Bruch in sofern sehr gute Chancen bietet, als die Bruchflächen sich bereits in intimster Verbindung befinden. Im Exaltations-Stadium der Narcose kann es sich aber leicht ereignen, dass die Fractur durch heftige Bewegungen des Kranken gelöst wird. (*Bigelow* hat besonders bei der eingekeilten Fract. colli fem. darauf hingewiesen.)

Ich unterlasse es absichtlich all' die vielen verschiedenen Schienen und Lagerungsapparate, welche von Alters her zur Behandlung von Fracturen erfunden worden sind, hier aufzuführen, umsomehr als ich sie fast alle für vollkommen entbehrlich halte. Es kann besonders in der Landpraxis vorkommen, dass bis zur Beschaffung von Gyps ein bequemer Lagerungsapparat resp. provisorischer Verband erwünscht ist. Beides wird sich leicht durch einige Bretter, Watte, mit Sand gefüllte Strümpfe, Kissen, alte Wäsche und Binden herstellen lassen. Sind Gazebinden zur Hand, so empfiehlt es sich dieselben in kochend heissem Wasser nass zu machen. Sie geben, nachdem sie getrocknet sind, einen verhältnissmässig sehr festen Verband. Weitaus am praktischesten ist der Gypshanfschienen-Verband, entweder allein oder in Verbindung mit Extension, Contraextension und mit oder ohne Suspension der betreffenden Extremität.

Meine Erfahrungen beziehen sich seit dem Jahre 1876 in der überwiegenden Mehrzahl aller Fälle auf die Anwendung der *Beely*'schen Gyps-Hanf-Schienen*) nicht auf circuläre Gypsverbände. Die Resultate sind so durchweg gute, der grosse Vorteil der leichten Abnehmbarkeit der Schiene, die Unmöglichkeit eines zu festen Verbandes so in die Augen springend, dass ich nicht warm genug für sie eintreten kann. Gewisse technische Schwierigkeiten können nach geringer Uebung von jedem Arzte leicht überwunden werden. Diese Uebung ist allerdings notwendig bei grossen Verbänden für die ganze obere oder untere Extremität eventuell mit Suspensions-Ringen, wenn der Arzt nicht einen geübten Assistenten hat. — Die Gyps-Schienen-Verbände von Dr. *Breiger* sind für die Praxis gleichfalls empfehlenswert. Diese Schienen bestehen aus Watte, welche in feinst verteiltem Zustande Gypspulver enthält. Wenn man beim Anlegen dieser Schienen ganz genau nach den von Dr. *Breiger* gegebenen Vorschriften verfährt, erhält man sehr gute Verbände, welche alle die den Schienen eigenen Vorteile geben und somit oft den circulären Verbänden vorzuziehen sind.

Für alle erstarrenden Verbände gilt als Hauptregel, dass sie weder zu locker noch zu fest angelegt werden sollen. Bezüglich der Klagen der Patienten über Druckempfindungen kann der Arzt nicht scrupulös und aufmerksam genug sein. Einmal kann ein anfänglich ganz geringer Druck z. B. einer Bindenfalte oder eines Gypskrümels sich durch seine Permanenz bis zur Unerträglichkeit steigern, zweitens kann sich oft überraschend schnell eine circumscripte Druckgangrän entwickeln, ja es ist beobachtet, dass in Folge eines zu festen circulären Gypsverbandes Gangrän der Extremität eintrat und die Amputation notwendig wurde. Da ein zu locker angelegter Verband die Bruchenden nicht sicher fixieren kann, so ist die Heilung in Frage ge-

*) *F. Beely*, Zur Behandlung einfacher Fracturen der Extremitäten mit Gyps-Hanf-Schienen. Königsberg 1878.

stellt. Es darf hier nicht unerörtert bleiben, dass bald nach der Anlegung des ersten Verbandes entweder eine Ab- oder noch weitere Anschwellung des Gliedes eintreten und deshalb ein neuer Verband sehr bald erforderlich werden kann. Diese so überaus wichtige und dringend gebotene Controlle über das kranke Glied ist jedenfalls bei Anwendung der Gyps-Hanf-Schiene leichter und für den Kranken bei weitem schonender auszuüben, als bei Benutzung des circulären Gypsverbandes. Da ferner die Schiene mittelst Flanellbinden an die Extremität angewickelt wird, so ist schon wegen der Elasticität der Binde eine zu feste Umschnürung so gut wie ausgeschlossen. Sollte trotzdem der periphere Teil des betreffenden Gliedes in beunruhigender Weise anschwellen oder der Patient über Druckschmerzen klagen, so wird die Binde abgewickelt, die Schiene abgenommen und nach der Inspection eventuell mit Unterpolsterung von etwas Watte wieder angelegt.

Weiterhin sehr wichtig für die Behandlung ist die Kenntniss der Ausdehnung des Verbandes. Er darf vor allen Dingen nicht zu kurz sein, damit nicht die Immobilisierung der Bruchenden unvollständig werde. Da der Verband seine Hauptstützpunkte an den Gelenkenden der Knochen findet, so müssen in der Regel die beiden der Fractur oben und unten benachbarten Gelenke mit festgestellt werden. Ausnahmen von der Regel werden wir im speciellen Teil besprechen.

Die permanente Extension wird am einfachsten durch auf Segeltuch gestrichene Heftpflasterstreifen bewerkstelligt, an welche Gewichte angehängt werden. Die Contraextension geschieht entweder durch entsprechende Bandagen, oder bleibt dem unverletzten Teil der Extremität resp. der Körperschwere selbst überlassen, dadurch dass man z. B. bei Oberschenkelfracturen das Fussende des Bettes höher stellt, als das Kopfende.

Um bei den ebengenannten Brüchen jede Reibung auf der Matratze aufzuheben, wird das ganze Bein zugleich an einem Holzgalgen suspendirt oder auf einen *Volkmann*'schen Schlitten gelagert.

Nach vollständiger Consolidation der Fragmente darf meist

die Behandlung noch nicht als beendet betrachtet werden, denn es vergeht dann immer noch eine verschieden lange Zeit bis die Functionsfähigkeit des betreffenden Gliedes wiederhergestellt ist. Durch diese Nachbehandlung kann der Arzt insofern viel nützen, als er durch Massage und passive Bewegungen die Dauer der gestörten Function wesentlich abzukürzen im Stande ist. Ganz besondere Beachtung verdienen hierbei die sog. Gelenkbrüche, bei denen mit den passiven Bewegungen relativ früh angefangen werden muss, damit der in das Gelenk eventuell wuchernde Callus nicht eine vielleicht für immer bleibende Steifigkeit bedingt. Der Callus kann auf diese Weise abgeschliffen und dadurch der Articulation allmählich ihre normale Beweglichkeit wiedergegeben werden. Man kann die genannten Manipulationen zweckmässig durch den Gebrauch von warmen Local-Bädern*) unterstützen. *Lucas Championnière* empfiehlt neuerdings bei der Behandlung intra- und pararticulärer Brüche schon sehr früh mit Massage zu beginnen, z. B. bei Brüchen des Radius und der Fibula schon in der ersten Woche! *F. Verchère* wendet sich insofern gegen die allgemeine Anwendung der Massage bei frischen Knochenbrüchen als er sie auf jene Verletzungen beschränkt wissen will, bei denen es sich um Abreissung grösserer oder kleinerer Knochenstücke bei Distorsionen handelt, wenn die Symptome der Gelenk- resp. Weichteil-Verletzung über jene des Knochenbruchs überwiegen. Der Hauptzweck der Massage liegt nach *Verchère* in der Resorption der Blutergüsse und in der Erhaltung der Functionsfähigkeit der benachbarten Gelenke.

Mit dieser Einschränkung mag die „Mobilisation-Methode" versucht werden. — Neuerdings hat *Krecke* in einer Arbeit über Massage und Mobilisierung bei Knochenbrüchen die Ansicht ausgesprochen, dass die genannten Behandlungsmethoden unter strenger Individualisierung wohl dann durchführbar seien, wenn entweder gar keine Dislocation der Bruchenden besteht oder die Retention

*) Auch Töplitz, Wiesbaden, Warmbrunn u. a. sind erfolgreich in Anwendung gekommen. — Ich habe von warmen Weizenkleie-Bädern gute Erfolge zu verzeichnen.

der reponierten Knochenteile gesichert ist, oder dann wenn die abnorme Beweglichkeit und Verschiebung der Bruchenden sehr gering ist und für die Configuration der ganzen Extremität nicht sehr in Betracht kommt.

Die Behandlung der Fracturen hat in den letzten Jahren dadurch eine erhebliche Aenderung erfahren, dass an Stelle der Immobilisation die frühzeitige Bewegung getreten ist und besonders *v. Bardeleben* hat durch Mitteilung seiner reichen Erfahrungen bei Gelegenheit des 23. Chirurgen-Congresses (1894) über die Behandlung der Brüche der unteren Extremität mit Gehverbänden sehr erheblich zur Verbreitung dieser Therapie beigetragen. *v. Bardeleben* erblickt die Vorteile der Gehverbände vor allem neben den grossen Annehmlichkeiten im gesellschaftlichen Leben, in der Unmöglichkeit des Decubitus, in dem günstigen Einfluss auf die Ernährung der Extremität, vor allem aber in der schnelleren Heilung des Bruches, ferner in dem günstigen Einfluss auf den Gesammtorganismus besonders für alte Leute und für Säufer. Die Behandlung mit Gehverbänden erfordert aber eine sehr genaue Controlle des Gliedes von Seiten des Arztes, der Gehverband ist, wie *Bardeleben* sagt, nicht etwa ein sog. Faullenzer, wie *Stromayer* den Gypsverband nannte. Ueber die Technik wie sie in *Bardeleben's* Klinik geübt wird, äussert sich *Albers* in einem Vortrage auf dem 23. Chirurgen-Congress, dass hauptsächlich Gypsbinden und Schusterspahn Verwendung gefunden haben. Die Chloroform-Narcose ist wenn möglich zu vermeiden, weil nachher die Verbände oft drückten und durch einen anderen ersetzt werden mussten. Die peripher gelegenen Teile der Extremität, also mindestens die Zehen, sollen frei bleiben. Der Fuss muss genau rechtwinklig stehen, da sonst das Gehen sehr erschwert, sogar unmöglich sein kann. *Albers* (l. c.) hat ferner auch die Zweckmässigkeit der Gypsleimverbände*) erprobt, die auch aufgeschnitten und als federnde Kapsel angelegt werden können.

Ueber die Massagebehandlung äussert sich *Oberst* in einem

*) Berl. klin. Wochenschrift 1894. No. 6.

Vortrage (No. 311 der Sammlung klinischer Vorträge), in welchem er die Behandlung der subcutanen, in die Gelenke penetrierenden und der pararticulären Knochenbrüche bespricht. Er empfiehlt zur Beseitigung des Blutergusses im Gelenk die Punktion, Compression und Massage, ferner passende Verbände gegen die Dislocation und passive Bewegungen der betreffenden Gelenke während der Fracturheilung. Er hat besonders die Fractura radii typica und Fracturen der unteren Humerus-Epiphyse mit gutem Erfolge so behandelt.

Die in hohem Grade, auf keine andere Weise zu beseitigenden, functionsstörenden Calluswucherungen werden event. durch die Resection unter strengster Anwendung der *Lister*'schen Vorschriften zu entfernen sein. Auch schief geheilte Fracturen werden diesem Verfahren zu unterwerfen sein, wenn es nicht gelingt, den Knochen wieder zu brechen (Reinfraction) und die Difformität, die Gebrauchsunfähigkeit oder event. auch hochgradige Verstümmelung auf diesem Wege zu beseitigen. Das Wiederzerbrechen geschieht entweder mit den Händen oder eigens dazu construierten hebelartig wirkenden Apparaten (Dysmorphosteopalinclast!). Zur Nachbehandlung ist ferner in bestimmten Fällen die Anlegung eines Wasserglas-Verbandes zweckdienlich, einmal weil derselbe bedeutend leichter als der Gypsverband ist und weil man in ihn Gelenke einschneiden kann, ohne dass seine Festigkeit im Ganzen leidet. Dadurch ist es ermöglicht, die Gelenke bereits zu bewegen, während die Fracturstelle noch fest gewickelt und der Callus noch nicht vollständig verknöchert ist.

Die ausgedehnte Anwendung der Knochennaht zur Behandlung der Fracturen, wie sie von *Pfeil Schneider* auf dem Chirurgen-Congress 1892 empfohlen worden ist glaube ich in einem Lehrbuch, das besonders für Studierende bestimmt ist, nicht unterstützen zu dürfen. Ich möchte nicht wünschen, dass sich die Knochennaht bei Behandlung der subcutanen Fracturen ein so grosses Feld eroberte, wie *Pfeil Schneider* zu hoffen scheint, denn sie ist selbst in den Händen operationstüchtiger Aerzte immerhin ein zweischneidiges Schwert und dazu — wie tausendfältige Erfahrung gelehrt hat und täglich lehrt — zur tadellosen Heilung der meisten subcutanen Fracturen nicht notwendig.

B. Complicierte (offene) Fracturen.

Streng genommen wäre jede Fractur als compliciert zu bezeichnen, bei welcher neben dem Knochenbruch auch noch andere complicierende Verletzungen der umgebenden Weichteile z. B. weitgehende Muskelzerreissungen oder Trennungen grosser Gefäss- und Nerven-Stämme eingetreten sind, oder wenn bei einer Schädelfractur das Gehirn, bei einer Rippenfractur die Lungen, bei einer Beckenfractur die Beckeneingeweide mitverletzt worden sind. Da hierbei jedoch die Fractur meist das kleinere Uebel ist, so tritt auch bei der Diagnose, Prognose und Behandlung die Knochenverletzung gegenüber der Weichteilverletzung in den Hintergrund.

Man bezeichnet daher allgemein als eine complicierte Fractur diejenige, bei welcher eine derartige Verletzung der umgebenden Weichteile und der äusseren Haut besteht, dass die athmosphärische Luft Zutritt zu den Knochenwundflächen bekommt, woher auch der Name „offene Fractur“ seinen Ursprung genommen hat.

Erwägt man, dass die begleitende Weichteil-Verletzung in ihrer Ausdehnung den grössten Schwankungen unterliegen kann, von der einfachen Durchstechung der Haut durch die Spitze eines Fragmentes bis zur Zermalmung ganzer Extremitäten, so liegt auf der Hand, dass hier von einem bestimmten gemeinsamen Mechanismus nicht wird gesprochen werden können und dass ebenso gemeinsame aetiologische Momente nur insofern vorliegen werden, als es sich meist um directe Gewaltwirkungen handeln wird, welche die Fracturen zu gleicher Zeit mit den Nebenverletzungen hervorrufen. — Es ist weiterhin klar, dass die Diagnose der Fractur keine Schwierigkeiten haben kann, wenn man durch die zerrissenen Weichteile hindurch die Fractur dem Auge direct zugänglich machen kann oder wenn man mit dem untersuchenden Finger die Fracturflächen fühlen kann. Ist beides aber nicht der Fall, so werden die für die subcutanen Fracturen genannten Symptome die Diagnose sichern.

Den weitaus grössesten Anspruch auf eingehende Besprechung machen die Prognose und Therapie; denn sie ändern sich von Grund aus, je nachdem eine offene oder subcutane Fractur vorliegt.

Die Prognose der complicierten Fracturen ist von so erheblichen Nebenumständen abhängig, dass sie je nach dem vorliegenden Falle beurteilt werden muss und durch ihre ganze Möglichkeits-Skala hindurch schwanken kann. An und für sich wird jedoch gegenüber den subcutanen Fracturen die Prognose immer verschlechtert durch die Möglichkeit, dass mit der athmosphärischen Luft Infectionskeime zu der Knochenwunde gelangen können und zwar um so eher, je längere Zeit vom Eintritt der Verletzung bis zur Anlegung des ersten Verbandes verstrichen ist, je unreiner die verletzende Gewalt war und je grösser die Zermalmung der Weichteile ist, da im letzteren Falle mehr Eingangspforten für die Infectionsträger geschaffen sind und der günstigste Boden für ihre Fortentwicklung in den zerquetschten der Verjauchung und Gangrän anheimfallenden Weichteilen gegeben ist. Die richtige Beurteilung der Prognose ist nach dem eben Gesagten also abhängig 1) von der Zeit, die zwischen dem Eintritt der Verletzung und dem I. Verbande liegt. Je länger dieser Zeitraum ist, um so leichter können Infectionen stattgefunden haben, die bei Anlegung des ersten Verbandes bereits so weit in die Tiefe resp. in die Lymphbahnen eingedrungen sein können, dass die sorgfältigste Desinfection der Wunde nicht mehr im Stande ist schlimme Folgen zu verhüten.

Die Prognose wird 2) beeinflusst von der Art der verletzenden Gewalt und von der Grösse derselben. Es ist ohne weiteres einleuchtend, dass sich Verunreinigungen der verletzenden Gewalt auf die verletzte Stelle übertragen müssen und dass darunter die Wunde schwer leiden kann.

Eine sehr grosse, mit breiter Fläche einwirkende Gewalt wird eine dementsprechend grosse Wunde schaffen und die damit verbundenen Gefahren für das Leben des Patienten liegen nicht nur in der eventuell später eintretenden pyämischen Infection, sondern es kann in unmittelbarem Anschluss an die Verletzung der Tod durch Shoc erfolgen. Wenn z. B. durch das Rad einer Locomotive oder durch die Welle einer im Gange befindlichen Maschine eine Extremität zermalmt wird, so kann in unmittelbarer Folge der Tod durch Shoc eintreten, es ist aber auch die Gefahr der acuten Sepsis und der Fettembolie nicht ausgeschlossen. Wir müssen weiter noch der Gefahren gedenken, welche von der Verletzung grosser Gefäss- und Nerven-Stämme ausgehen und welche die Prognose sehr erheblich beeinflussen. In Folge der Zerreissung grosser Arterienstämme kann die Gefahr der Verblutung nahe gerückt werden, ehe der Kranke in geeignete Behandlung kommt oder es kann später eine Gangrän der betreffenden Körperteile eintreten, welche ihrer Ernährung beraubt wurden. Durch die Verletzung grosser Nervenstämme ist die Lähmung der in Frage kommenden Teile die Folge, wodurch jedoch die Heilung der Fractur in der Regel nicht nachteilig beeinflusst wird; auch sind Zerreissungen grosser Nervenstämme seltene Erscheinungen. Die Prognose hängt aber auch weiter ab von den verletzten Teilen selbst; denn die Erfahrung hat gelehrt, dass z. B. die complicierten Fracturen der Gesichtsknochen bezüglich ihrer knöchernen Verheilung eine gute Prognose haben, obgleich es gerade hier unmöglich ist die Antisepsis vollkommen durchzuführen.

Ich erinnere mich aus meiner Tätigkeit in einem dem Kriegsschauplatz von 1870/71 sehr nahe gelegenen Reserve-Lazareth mehrerer Verwundeter, welche mit complicierten Fracturen beider Kiefer relativ bald nach stattgehabter Verwundung in Behandlung kamen. Obgleich dem einen durch einen Granatsplitter der mittlere Teil des Unterkiefers ganz zermalmt war, bekam er doch nach Exfoliation vieler necrotischer Knochenstücke wieder einen gut brauchbaren knöchernen überall festen Unterkiefer. Bei gleicher Zermalmung etwa des Vorderarms oder des Unterschenkels wäre sicher die Frage der primären Amputation damals noch bejaht worden, während man heute in Folge der verbesserten Wundbehandlungsmethoden eventuell auch noch die conservative Behandlung eintreten lassen würde, besonders dann wenn man sicher voraussagen kann, dass das erhaltene Glied auch brauchbar bleiben wird. Die Entscheidung, ob bei derartig schweren Verletzungen die primäre Amputation oder die conservative Behandlung das richtige Verfahren sei, hat nicht bloss therapeutischen, sondern auch sehr hohen prognostischen Wert, sowol quoad vitam wie auch quoad functionem. Die Gefahren der Infection sind jedenfalls geringer, wenn unter sonst guten hygienischen Verhältnissen die primäre Amputation gemacht wird, denn es wird dadurch eine glatte Wundfläche in überall lebensfähigem Gewebe geschaffen und auch die Function kann unter Umständen durch ein gut gearbeitetes künstliches Glied besser wieder hergestellt werden, als durch ein in fester unbrauchbarer Contracturstellung conservativ geheiltes Glied.

Diese überaus wichtigen Punkte führen mich direct zur Besprechung des unzweifelhaft wichtigsten Abschnittes dieses Teiles, der Therapie.

Mit Ausnahme der Entscheidung darüber, ob primär amputiert werden soll oder ob die conservative Behandlung einzuschlagen sei, fällt die Therapie der complicierten Brüche zusammen mit der modernen Wundbehandlungs-Methode nach den Lister'schen Vorschriften, denn auch die event. Entfernung freiliegender Knochensplitter oder zum grössten Theil abgerissener Gewebsfetzen gehört zur conservativen Therapie. Da es hier aber nicht meine Aufgabe sein kann eine Darstellung der Lister'schen Wundbehandlung zu geben, so will ich mich hauptsächlich auf die Besprechung der Frage beschränken, ob und wann wir der primären Amputation und ob und wann wir der conservativen Behandlung den Vorzug geben sollen. Hierin liegt für die Praxis — sowohl für den Patienten als auch für den behandelnden Arzt — der wichtigste Punkt; denn der Arzt soll entscheiden, und zwar oft augenblicklich entscheiden, ob dem Kranken ein Arm oder ein Bein zu erhalten ist ohne die Gefahr für das Leben dadurch zu vergrössern, dem Kranken soll eventuell ein Glied abgenommen werden und er dadurch für das ganze Leben einer Verstümmelung anheimfallen.

Zur Entscheidung der vorliegenden inhaltsschweren Frage müssen wir uns aber vor Augen führen, was wir in dem einen, was wir in dem andern Falle erreichen können und welche Gefahren für das Leben und für die betreffende Extremität vorliegen.

Das Ideal, das wir anstreben, ist: unter geringster Lebensgefahr ein brauchbares Glied wiederherzustellen. — Die Lebensgefahr ist, Dank der antiseptischen Wundbehandlung, heute eine sehr viel geringere als in der vorantiseptischen Zeit, so dass der Arzt, der unter guten äusseren hygienischen Verhältnissen behandelt, die Regeln der Antisepsis kennt und nach ihnen arbeitet, heute manche complicierte Fractur conservativ behandeln wird, bei der früher nur die primäre Amputation in Frage gekommen wäre. Die letztere ist unbedingt dann angezeigt, wenn die Zerquetschung und Zermalmung des Knochens und der Weichteile eine so erhebliche ist, dass an eine Erhaltung des Gliedes schon deshalb nicht mehr zu denken ist, weil ihm jede Ernährung fehlt. Andrerseits spielen tiefe Höhlenwunden, die zu Retention des Secretes leicht führen können, einer Zersetzung des Secretes Vorschub leisten und auch die Veranlassung zu progressiven Eiterungen von der Wunde aus geben können eine wichtige Rolle, da die Lebensgefahr hierdurch erhöht wird. Ergiebt die genaue Untersuchung solche Zustände, so wird auch heute noch die primäre Amputation am Platze sein. Man ersieht schon aus dem bisher Gesagten, dass sich allgemeine Regeln für die Therapie hier nicht aufstellen lassen sondern dass jeder einzelne Fall auch einzeln beurteilt werden muss in Hinsicht auf das Allgemeinbefinden des Patienten, auf die Schwere der Verletzung, die Tiefe und Grösse der Wunde und die Beurteilung der nach einer conservativen Behandlung folgenden voraussichtlichen Brauchbarkeit des erhaltenen Gliedes. Hierbei spricht wesentlich auch die sociale Stellung des Verletzten mit; denn es ist ganz und gar nicht gleichgültig, ob ich einen Arbeiter vor mir habe, der sich und seine Familie durch seiner Hände Arbeit ernähren soll, oder einen reichen Mann, der andere für sich arbeiten lassen kann.*)

Wenn es in erster Linie darauf ankommt schnelle Heilung zu erzielen und die Wahrscheinlichkeit sehr gross ist, dass durch eine conservative Behandlung kein brauchbares Glied wird erzielt werden können, so ist bei den complicierten Fracturen der Hände und Finger bei Leuten der arbeitenden Klasse die primäre Amputation gewiss vorzuziehen u. z. um so eher, wenn es sich um einen Mittelfinger handelt, der durch seine Nachbarn bald ganz ersetzt werden wird; auch für den V. Finger tritt der IV. bald vollständig ein.

Bei den bezüglichen Verletzungen der Zehen und der Mittelfussknochen wird die Entscheidung leichter sein, weil durch die *Lipfrank*'sche oder *Pirogoff*'sche Operation, durch die *Wladimiroff-Mikulicz*'sche Operation oder durch die Exarticulation sämmtlicher

---

*) Aus meiner langjährigen poliklinischen Thätigkeit an der hiesigen chirurgischen Klinik sind mir zwei Fälle von complicierten Finger-Phalangen-Fracturen bei Arbeitern noch in guter Erinnerung, wo ich in der Hoffnung die Finger erhalten und wieder brauchbare Hände herstellen zu können die conservative Behandlung anwendete. Während der Heilung wurden bei dem einen Patienten sowol die Beuge- wie die Strecksehne narcotisch, so dass die Amputation gemacht werden musste und bei dem anderen Patienten bildete sich nach und nach eine unbeugsame feste Krallenstellung des III. Fingers der rechten Hand aus, so dass der Patient mich später bat, ihm den Finger zu amputieren, da er ihm beim Arbeiten zu sehr im Wege sei; die Amputationswunde heilte per primam intentionem und in kurzer Zeit war der Mann wieder vollständig arbeitsfähig. Zur Heilung der complicierten Fracturen auf conservativem Wege waren viele Wochen nöthig gewesen, während deren der Patient arbeitsunfähig war und nichts verdienen konnte. — Aus derselben Zeit erinnere ich mich eines Maschinenschlossers, dem vor mehreren Jahren die linke Hand wegen Zermalmung der Mittelhand amputiert worden war und der sich selbst eine so vorzügliche Prothese gemacht hatte, dass er alle Schlosserarbeiten an einer Locomobile gut verrichten konnte, während ich erst kürzlich einen russischen Arbeiter hier in Behandlung hatte, bei dem sich nach einer conservativ geheilten complicierten Fractur aller Mittelhandknochen der rechten Hand eine vollständige Fingercontractur ausgebildet hatte. Die Hand war vollständig gebrauchsunfähig und der Patient bat, wenn ihm nicht anders zu helfen sei, um Amputation.

Zehen immer noch relativ gut brauchbare Füsse resp. Stümpfe erziehlt werden können.

Handelt es sich aber um complicierte Fracturen der langen Röhrenknochen und kommt die Amputation der ganzen Glieder in Frage, so kann nur eine genaue Untersuchung der Tiefe und Ausdehnung der Zerstörung die Richtschnur für unser Handeln abgeben, wobei wir uns klar zu machen haben, dass oft die Grösse der Hautwunde nicht den Zerstörungen in der Tiefe entspricht, sondern dass eine relativ kleine Hautwunde bestehen kann mit gleichzeitigen weitgehenden Zerstörungen des Knochens und Zerreissungen der Weichteile in der Tiefe um den Knochen herum. Dann wird uns nur die genaue Untersuchung der Wunde nach Dilatation der Hautwunde zum richtigen Handeln verhelfen können.

Neben der bis hierher besprochenen Frage, ob primäre Amputation oder conservative Behandlung jeweilig am Platze sei, beansprucht die Therapie auch insofern besondere Berücksichtigung, als sie in geeigneten Fällen stets bestrebt sein muss, den complicierten Bruch gleichsam in einen subcutanen zu verwandeln und eine reunio per primam intentionem zu erzielen, was uns z. B. mittelst der Lister'schen Wundbehandlung bei einer Durchstechungsfractur des Unterschenkels gelingen wird, wenn nicht vor Anlegung des Verbandes unglücklicherweise Infectionsträger in die Wunde gelangt sind, die selbst durch Irrigation und sorgfältige Reinigung nicht haben entfernt werden können.

Hat eine Verletzung grosser Venenstämme stattgefunden, so wird meist die Compression zur Stillung der Blutung genügen, sind Arterienstämme zerrissen, so wird die Unterbindung entweder in loco laesionis oder in loco electionis zu machen sein.

Die Heilung der complicierten Fracturen kann per primam intentionem erfolgen, wenn auch selten trotz der guten Erfolge unserer heutigen Wundbehandlungs-Methoden, weil in der weitaus grössten Mehrzahl aller Fälle so erhebliche Quetschungen stattgefunden haben, dass circumscripte Gangrän eintritt. Gelingt die Asepsis nicht, so tritt stets Eiterung ein. —

Das Blutcoagulum zwischen den Fracturflächen spielt die

Rolle eines feuchten, aseptischen Schorfes (*Volkmann*), unter ihm kommt es zur Bildung von Granulations-Gewebe, das sich später in Knochengewebe umwandelt und so eine feste knöcherne Verbindung der fracturierten Knochen wiederherstellt. Die Knochenneubildung geht auch hier wie bei den subcutanen Fracturen vom Periost aus, während sich das Granulations-Gewebe direct in spongiösen Knochen verwandelt.

Diese kurzen allgemeinen Bemerkungen über Prognose und Therapie der complicierten Fracturen mögen genügen; sie sollen noch so weit wie nötig bei Besprechung derjenigen Fracturen vervollständigt werden, welche erfahrungsgemäss selten als uncomplicierte zur Beobachtung kommen. Da dies vorwiegend die Schädel-, Nasen- und Kiefer-Fracturen sind, so soll auch dort auf die Einzelheiten näher eingegangen werden.

Specieller Teil.

§ 1. Schädelbrüche.

Man unterscheidet Brüche des Schädeldaches und der Basis. In Folge von Splitterungen und Fissuren kann sich ein Bruch auch auf die Convexität und Grundfläche zusammen erstrecken. Die Fracturen treten in verschiedenen Formen auf.

Mechanismus. Für die Entstehung der Schädelfracturen sind die Elasticitäts-Verhältnisse des Schädels von erheblichem Belang und zwar hat man dabei zu differenzieren zwischen der Elasticität des Schädelknochens und des Schädels als Ganzes *(Bruns, Félizet)*.

Die Brüche der Convexität entstehen meist durch eine directe Gewalt, welche den Knochen dort trifft, wo er bricht, durch Schlag, Stoss oder Schussverletzung. Seltener ist dabei der Kopf der active Teil. Nach *v. Bergmann* treten bei der Entstehung der Fracturen des Gewölbes zwei Factoren in Wirksamkeit. Erstens die Flächenausdehnung, mit welcher der zerbrechende Körper den Schädel berührt und zweitens die Geschwindigkeit seiner Bewegung.

Wenn ein Körper in den Schädelknochen eindringen soll, so muss er bezüglich seiner Grösse in einem gewissen Verhältnisse zum Schädel stehen: er darf die Knochenschale nicht zu breit treffen. Ferner muss, damit der Knochen bricht, seine

Elasticitäts-Grenze überschritten werden. So wie jeder andere, ist auch der Schädelknochen biegsam und giebt, soweit seine Elasticität reicht, der Gewalt durch Abflachung nach.

Im Allgemeinen hat nun die Erfahrung gelehrt, dass wenn eine Gewalt die Convexität des Schädels an einer umschriebenen Stelle trifft, auch die Fractur sich auf die getroffene Stelle oder deren nächste Umgebung zu beschränken pflegt. Als Paradigma hierfür gilt die reine Lochfractur, welche dadurch entsteht, dass z. B. eine Kugel, welche in senkrechter Richtung traf, den Knochen glatt durchdringt. War die Kraft und Geschwindigkeit des brechenden Körpers nicht gross genug um den Knochen zu fracturieren, so ist doch beim Anprall eine Abflachung des Schädels erfolgt. Dieselbe kann sich entweder unmittelbar hinterher wieder ausgeglichen haben, oder in Folge eingetretener Fissuren in mehr weniger hohem Grade bestehen geblieben sein. In letzterem Falle liegt dann eine Fractur mit Depression vor. Die Fissuren können sich von der getroffenen Stelle aus in die benachbarten Knochenteile eventuell bis in die Basis hinein fortsetzen.

Mit dem geschilderten, auf der Elasticität des Knochens basierenden Mechanismus hängt die seit lange bekannte Thatsache zusammen, dass bei den, durch schwache Gewalten in Folge von Abflachung des Knochens entstandenen circumscripten Fracturen die Lamina interna stets eine grössere Verletzung zeigt, als die externa. Früher hielt man fälschlich die grössere Sprödigkeit der Lamina vitrea für die Ursache, bis *Teevan* im Jahre 1865 die Frage endgültig löste. Wenn eine schwache Gewalt das Schädelgewölbe an einer beschränkten Stelle trifft, so ist sie bestrebt, die normale Krümmung abzuflachen. Dabei werden die getroffenen Teile der Lam. externa gegen einander gedrückt, die gegenüberliegenden der Lam. interna aus einander gezogen. Der Bruch beginnt zuerst auf der Seite des Zuges, d. h. in der Lam. interna, sie bricht also schon zu einer Zeit ein, in welcher die Lam. externa noch ganz unverletzt sein kann. Hört in diesem Augenblick die Gewalteinwirkung auf, so ist allein eine Fractur der Lam.

vitrea die Folge. Wirkt die Gewalt aber weiter, so gesellt sich zum Bruch der letzteren, ihn vergrössernd, nun auch einer der Lam. externa, der deswegen eine geringere Verletzung des Knochens darstellen muss, weil es eine gleich grosse Gewalt ist, welche gegen beide Knochenteile einwirkt. Die Richtigkeit dieser *Teevan*'schen Anschauung wird dadurch erwiesen, dass grade das Umgekehrte eintritt, wenn die Gewalt von der Lam. interna aus trifft; dann ist die Zerstörung der Lam. externa die bedeutendere.

Wenn bisher nur die Biegsamkeit einzelner Schädelteile in Betracht kam, so tritt bei den mit breiter Fläche einwirkenden Gewalten, die Elasticität des Schädels als Ganzes in den Vordergrund.

Bruns hat das grosse Verdienst zuerst diese Elasticität, und den Grad derselben nachgewiesen zu haben. Er spannte den Schädel in einen Schraubstock und konnte so durch Zudrehen desselben den einen Durchmesser verkleinern, während sich zugleich eine Verlängerung des andern nachweisen liess. *Félizet* liess den Schädel auf die hintere Scheitelgegend von verschiedenen Höhen herabfallen und erhielt dadurch verschiedene Abflachungsfiguren. Diese vergrösserten sich um somehr, je höher die Falldistance war. *v. Bergmann* band zwei Schädel an Bindfaden und liess sie von gleicher Höhe gegen einander fallen. Die Weite des Abprallens wurde an einer Scala abgelesen. Durch Vergleichung mit den Distancen beim Abprall zweier gleich schwerer Messingkugeln, konnte der Elasticitätscoëfficient der Schädel festgestellt werden.

Treffen nun grosse Gewalten mit breiter Angriffsfläche das Schädelgewölbe, so muss zuerst eine Formveränderung des ganzen Schädels resultieren. Eines Teils werden gewisse Partien zusammengedrückt, andere gedehnt und die Erfahrung hat gelehrt, dass dabei Fissuren oder Brüche entstehen können, welche entfernt von dem Angriffspunkt liegen, d. h. indirecte Fracturen, Contrecoupfracturen. Auf diese Weise entsteht eine nicht unerhebliche Anzahl von Basisfracturen. Nicht immer ist von der Convexitätsverletzung aus die Fortsetzung einer Fissur oder einer Spalte bis nach der Basis nachzuweisen, sondern es liegen oft normale, ganz unversehrte Knochenteile zwischen beiden Verletzungen; ja es kann auch eine Basisfractur bestehen, ohne eine Continuitätstrennung im Knochen des Gewölbes. Diese isolierten Brüche des Schädelgrundes, meist Fissuren, sind nur durch die oben geschilderten Dehnungsverhältnisse des Schädels zu erklären. Bei dem Bestreben denselben abzuflachen tritt auf der Seite der Zerrung eher eine Fractur ein, als auf der gegenüber liegenden der Compression. Die Basisfractur ist dann die primäre und erst secundär bei weiter wirkender Gewalt bricht auch das Gewölbe. Die Basis vertritt also hier die Stelle der Lamina vitrea, bei den pag. 33 geschilderten isolierten Fracturen derselben.

Nach *König* sind die Fracturen der Basis viel häufiger directe Brüche, veranlasst durch Fall auf das Kinn, durch Druck des Proc. condyl. max. inf. gegen die Pfanne, durch Hineintreiben der Wirbelsäule in den Schädel. Die durch äussere Gewalten entstehenden directen Brüche der Basis gehen in der Regel mit mehr weniger ausgebreiteter Zertrümmerung einher und sind daher meistens complicierte.

Bezüglich der Verlaufsrichtung der Basisfracturen, hat *Félizet* darauf hingewiesen, dass man die Pyramiden des Felsenbeins und die zusammenstossenden Ränder des grossen und kleinen Keilbeinflügels, die Crista frontalis und die Crista occipitalis als Strebepfeiler betrachten könne, welche ebenso, wie die sie vereinigende Basalregion bei der Fractura baseos meist verschont blieben. Die Bruchrichtung geht häufiger in den zwischen den Pfeilern gelegenen Schädelgruben. Nach *v. Bergmann* ist dies insoweit richtig, als da „wo weniger intensive Einwirkungen stattfinden, immerhin aber so grosse, dass sie die Knochencontinuität des Schädels aufheben, sich die Fissur in der That zwischen den *Félizet*'schen Pfeilern vom Dach zur Basis hinab bewegt". In Bezug auf die Abhängigkeit einer Fissur von der Richtung der Gewalt resp. der Stelle des Angriffspunktes am Gewölbe kam *Aran* durch experimentelle

Arbeiten zu gleichen Resultaten wie *Félizet.* Sein Gesetz lautet: „Die Fissuren beginnen am getroffenen Orte und ziehen regelmässig auf dem kürzesten Wege von der Stelle des Anpralls zur Basis.“ Dazu müssen sie aber die von *Félizet* construierte Bahn verfolgen.

Symptome und Diagnose. Zu den Symptomen der Fractur oder Fissur gesellen sich in der Regel in mehr weniger hohem Grade diejenigen, welche vom Gehirn ausgehen und durch Commotio, Compressio cerebri oder durch Hirnverletzung bewirkt werden.

Die Erkennung eines subcutanen Bruches des Schädelgewölbes kann leicht sein, wenn es gelingt, abnorme Beweglichkeit und Crepitation nachzuweisen, d. h. da, wo eine Splitterfractur vorliegt und die einzelnen Knochenstücke gegen einander discoliert werden können. Meist wird dabei aber auch die äussere Haut verletzt sein, also ein complicierter Bruch bestehen. Nicht selten ist die Dislocation nachweisbar als Depression des Knochens. Ist dieselbe erheblich und gelingt es eine scharfe Knochenkante hindurchzufühlen, so wird man unter Zuhülfenahme der Anamnese einen Irrtum in der Diagnose wohl vermeiden können. Liegt aber nur eine ganz geringe Abflachung mit schmaler Fissur vor, so kann man sich sehr leicht täuschen und eine falsche Diagnose stellen. Man hat in dieser Beziehung auf Anomalien des Schädelgewölbes früheren Datums zu achten, so wie auf die Weichteilschwellung und den Bluterguss, um sich nicht durch sie irre leiten zu lassen. Trotzdem bleibt immer noch ein relativ grosser Teil von Fracturen und Fissuren des Schädelgewölbes unerkannt. Es liegt auf der Hand, dass isolierte Fracturen der Lam. interna überhaupt nicht sicher zu diagnosticieren sind, sondern nur mehr weniger sicher zu vermuten, falls pathologische Erscheinungen von Seiten des Gehirns eintreten. Aber auch diese erheben die Diagnose durchaus nicht über allen Zweifel, da auch ohne Fracturen oder Fissuren Hirnerschütterung resp. Hirndrucksymptome oft genug beobachtet sind.

Aus dem Gesagten erhellt, dass es mit der Diagnose der subcutanen Fracturen des Schädelgewölbes oft recht misslich steht, wenn der Nachweis nicht durch directe Palpation gelingt. Zum Glück aber erwächst dem Kranken kein Nachteil daraus. Manchmal wird die Erkenntniss erleichtert durch eine gleichzeitig bestehende Hautwunde, welche jedoch nur bis zum Periost dringt, also noch keinen complicierten Bruch verursacht.

Die Symptome der Fracturen der Schädelbasis setzen sich in den meisten Fällen fast nur zusammen aus den Folgeerscheinungen, denn die Basis ist der Untersuchung mit den Fingern beinahe ganz entzogen.

Obgleich die Fracturen meist complicierte sind, so will ich sie dennoch in ihren Haupterscheinungen in Kürze besprechen.

Zur Beurteilung des jeweilig vorliegenden Falles ist es notwendig sich dessen zu erinnern, was früher über den Verlauf der Fracturlinien gesagt wurde. Als Folgen eines Basisbruches treten aber charakteristische Symptome auf, welche die Diagnose sehr wesentlich unterstützen. Hierher gehören:

1. Blutungen. Dieselben erfolgen aus den Ohren, Mund und Nase, ferner in die Augenlider und die Conjunctiva. Ist nach einer grösseren Gewalteinwirkung auf den Schädel im Trommelfell ein frischer Riss nachzuweisen, so ist eine Basisfractur sehr wahrscheinlich und zwar um so mehr, wenn vom Patienten angegeben wird, dass auf der betreffenden Seite plötzliche Taubheit eingetreten sei. Immer sind solche Fälle von vorn herein als schwere Verletzungen mit dem ausgesprochenen Verdacht auf Basisfractur zu betrachten. Es versteht sich von selbst, dass man nicht ohne weiteres aus einer Ohrblutung auf einen Schädelbruch schliessen darf und dass man dabei sowohl an eine isolierte Zerreissung des Trommelfells, als auch Fracturen im knorpligen Teil des äusseren Gehörganges denken und darauf hin untersuchen muss.

Die Conjunctival-Blutungen stammen nach *Berlin* aus dem mitzerrissenen Periost der Orbita.

Blutaustritt aus Mund und Nase ist im Allgemeinen am wenigsten sicher für die Diagnose verwendbar.

Ein zweites wichtiges Symptom ist

2. der Ausfluss von Cerebrospinalflüssigkeit oder Gehirn selbst. Er findet am häufigsten aus dem Gehörgange statt und kann mehrere Tage lang anhalten. Die genannte Flüssigkeit zeichnet sich aus durch geringen Eiweiss- und starken Kochsalzgehalt. Weiterhin sind

3. Functionsstörungen der Gehirnnerven in Folge von directer Gehirnverletzung als wichtige Symptome in Betracht zu ziehen. Hierhin gehören besonders Lähmungen des N. acuticus, facialis und opticus.

Zu den genannten Zeichen einer Basisfractur gesellen sich mehr weniger ausgesprochen nun noch diejenigen, welche durch die Mitbeteiligung des Gehirns ausgelöst werden: Bewusstlosigkeit, Erbrechen, Pulsverlangsamung. Die in Folge von Blutungen durch Gehirndruck auftretenden Symptome pflegen sich allmählich mit Zunahme des Blutergusses zu verstärken oder wenn kein neuer Blutaustritt erfolgte, eine gewisse Zeit constant zu bleiben. Man schreibt jedoch heute dem Hirndruck in sofern einen geringeren Einfluss auf die Hirnsymptome zu als früher, nachdem man weiss, dass eine allmählich zunehmende Verkleinerung des inneren Schädelraumes durch Ausweichen der Cerebrospinalflüssigkeit sehr wohl vom Gehirn vertragen wird, weil dadurch eine Ausgleichung des Druckes stattfindet.

Die Prognose der einfachen subcutanen Fracturen des Schädelgewölbes ist dubia. Es tritt zwar gewöhnlich, wenn nicht in Folge hochgradiger Quetschung der Weichteile Gangrän derselben folgt und nicht erhebliche Depression besteht, die Heilung ohne weitere Störung ein. Jedoch ist es auch von selbst klar, dass die eventuell begleitenden Gehirnerscheinungen die Prognose quoad vitam erheblich trüben können. Von vorn herein dubia ad malam vergens ist die Prognose der Basisfracturen, erstens, weil sie in der Mehrzahl complicierte sind und zweitens, weil die zu ihrer Entstehung notwendige grössere Gewalt leichter directe Gehirnverletzungen zur Folge hat.

Meine Erfahrungen, die sich über eine recht erhebliche Anzahl von Basisfracturen erstrecken, stimmen mit den *König*'s überein, dass wenn der Patient nicht bald an den Gehirnverletzungen stirbt, die Gefahr für die Acquisition einer Meningitis bei rationeller Behandlung nicht gross ist.

Die Therapie ist eine allgemeine und locale.

Die erstere richtet sich gegen event. Schwäche- und Collaps-Zustände, sorgt für absolute Ruhe des Patienten und vor allem für geregelte Stuhlentleerungen. Die letztere tritt durchschnittlich erst ein, wenn irgendwelche Congestionserscheinungen sich bemerkbar machen und beruht zumeist auf der Application einer Eisblase auf den Kopf. Eine Bloslegung der subcutanen Fracturstelle ist, wenn irgend möglich, zu vermeiden, weil dadurch der Bruch in einen complicierten verwandelt wird. Die Frage der Incision event. Trepanation bei einer subcutanen Fractur kommt zur Erörterung bei tiefer Depression, bei rasch zunehmendem Bluterguss (am häufigsten aus der Meningea media) oder bei Splitterbrüchen. Es ist hierbei jedoch der Erfahrung zu gedenken, dass das Gehirn einen gewissen Grad von Druck ohne Schaden aushalten kann. Bei Blutungen aus der Art. meningea media und den dadurch bedingten Drucksymptomen ist in neuerer Zeit von *P. Wiesmann**) wieder zur Vornahme der Trepanation geraten worden, wenn der Symptomencomplex über die Arterienverletzung keinen Zweifel lässt. Es soll dadurch einmal die Möglichkeit gegeben werden die Blutung zu stillen, also eine Vergrösserung des Extravasats zu verhindern und zweitens, das ergossene Blut und mit ihm den Gehirndruck zu entfernen. Liegt eine Basisfractur mit Blut- oder Cerebrospinalflüssigkeits-Ausfluss aus dem Ohre vor, so ist mit peinlichster Sorgfalt antiseptisch zu verfahren. Das Ohr ist vorsichtig mit antiseptischen Lösungen zu reinigen und mit *Lister*'scher oder Sublimat- oder Jodoform-Gaze zu verbinden. Neben der Eisapplication und Entleerung des Darmes hat man sich aber weiterhin auch hier exspectativ

---

*) *P. Wiesmann.* Ueber die modernen Indicationen zur Trepanation mit besonderer Berücksichtigung der Blutungen aus der Arteria meningea media. Deutsche Zeitschrift f. Chir. 1884.

zu verhalten. Ist bei einer Splitterfractur Nekrose einzelner Knochenteile eingetreten und documentiert sich dies durch Entzündung und Eiterung, so ist dann selbstverständlich die Incision und Entfernung der nekrotischen Teile unter strengster Beachtung der Antisepsis erforderlich. Die Behandlung der complicierten Schädelfracturen hat nach den *Lister*'schen Vorschriften zu erfolgen. Die Verunreinigungen der Wunde sind möglichst vollständig zu entfernen, lose, mit dem Periost nur noch durch dünne fadenartige Gewebsfetzen zusammenhängende Splitter werden gleichfalls unter möglichster Schonung des Periostes abgetragen, ebenso ganz zerquetschte Teile der Dura mater und der Gehirnsubstanz.*) — Nach sorgfältiger Reinigung und Glättung der Wunde wird ein *Lister*'scher oder Jodoformgaze-Verband angelegt. — Wenn es zur Eiterung kommt, so liegt natürlich die Gefahr einer diffusen Meningitis sehr nahe und es ist dann unsere Aufgabe durch häufiges Irrigieren mit Carbol- oder Sublimat- oder Lysol-Lösungen zu desinficieren, möglichst schnelle Granulationsbildung zu befördern. Bei grossen Defecten der knöchernen Bedeckung und der Dura mater wird sich leicht ein Hirn-Prolaps entwickeln können. Ihm ist nicht vorzubeugen, er selbst successive mit dem Messer abzutragen. Bezüglich des Verhaltens gegen deprimierte Knochenstücke spricht sich *v. Bergmann* dahin aus, dass der Hirndruck die Elevation weder indiciert noch contraindiciert, weil der Eindruck als solcher nur selten Symptome des Hirndrucks macht und wenn er sie macht, dieselben sich auch bei seinem Fortbestehen wieder von selbst ausgleichen. Eine bestimmte Richtschnur ist hierbei kaum zu geben, jedoch sind die Beobachtungen häufiger geworden, dass noch später nach längst erfolgter Heilung des Bruches Erkrankungen von Seiten des Gehirns aufgetreten sind (Epilepsie), welche geheilt wurden durch nachträgliche Entfernung

---

*) Ich habe in einem Falle, als durch einen Hufschlag ein Stück des linken Scheitelbeines im Bereiche des Tuber parietale herausgeschlagen und die Dura mater in Kreuzform etwa 3 Ctm. weit eingerissen war, dieselbe genäht, da das darunterliegende Gehirn makroskopisch keine Veränderung zeigte. Es trat ohne jeden Zwischenfall feste Verheilung ein.

des deprimierten Knochenstückes. Meine Ansicht ist die, dass alle deprimierten Knochenteile, die mit dem Elevatorium leicht zu heben sind, auch in das Niveau des umgebenden Knochens gebracht werden müssen, nur sind der früher so häufig gemachten Trepanation dabei sehr viel engere Grenzen zu ziehen, sie wird in den meisten Fällen ganz zu entbehren sein. Nur bei engbegrenzten Brüchen wie z. B. bei Schussfracturen wird auch heute noch die Trepanation ernstlich in Frage kommen, wenn das sichtbare Projectil und die anliegenden deprimierten spitzen Splitter nicht anders zu entfernen sind.

Was schliesslich den Heilungsvorgang der Schädelfracturen anlangt, so geht derselbe mit erheblich geringerer Callusbildung einher, als es bei anderen Knochen beobachtet wird. *v. Bergmann* giebt der Unverrückbarkeit der Knochen die Schuld, weil deshalb der zur Callusbildung notwendige Reiz fehle. Das Endresultat ist eine mehr weniger vollständige Knochenneubildung, an deren Zustandekommen sich besonders die Diploë, aber auch das Periost beteiligen.

Dass unter Umständen auch noch späte operative Eingriffe zur Beseitigung von Folgezuständen der Fractur oder Fissur notwendig werden können, beweist eine von *Schoenborn* gemachte Trepanation, durch welche ein in Folge einer Fissur und Ostitis verdicktes Knochenstück entfernt und dadurch die Patientin von den heftigsten Kopfschmerzen und hochgradigen Sehstörungen befreit wurde*). Auch einer Trepanation eines in Folge von Schädelfractur deprimiert eingeheilten Knochenstückes ist hier zu gedenken, welche ich vor drei Jahren bei einem 28jährigen Patienten ausführte, bei dem sich Geisteskrankheit ausgebildet hatte. Der Kranke ist bis heute vollkommen gesund und wieder ein durchaus brauchbares Mitglied der menschlichen Gesellschaft geworden**).

---

*) *Hassenstein.* Gleichseitige Amaurose nach Schädelverletzung, geheilt durch Trepanation. Ing.-Diss. Kbg. 1881.

**) Centralbl. f. Chir. 1892. No. 20.

Bezüglich der in Folge von subcutanen Schädelfracturen bei kleinen Kindern namentlich im ersten und zweiten Lebensjahr zurückbleibenden Schädellücken, hat *Weinlechner* nachgewiesen, dass dieselben in zwei verschiedenen Formen vorkommen; erstens als solche mit anlagerndem Gehirn und zweitens als solche mit falschen Meningocelen.

---

§ 2. Nasenbrüche.

Die Brüche der Nasenbeine sind meist directe, veranlasst durch Schlag, Stoss, Fall oder Schuss. In Folge der geringen Weichteildecke sind die Fracturen meist compliciert und je nach der Stärke der einwirkenden Gewalt liegen einfache oder mehrfache (Splitterbrüche) vor.

Unter den Symptomen springt das Eingesunkensein des Nasenrückens oder die seitliche Dislocation der Nase am meisten in die Augen. Ersteres besonders bei Fractur des Nasenrückens, letzteres bei der der Nasenscheidewand. Zu den im allgemeinen Teil besprochenen Zeichen gesellt sich der stark nasale Beiklang der Sprache, die Behinderung der Respiration und oft ein Haut-Emphysem, welches sich nach der Stirn und oberen Lidhaut erstreckt. In vielen Fällen gelingt es entweder von aussen oder durch Einführung eines Fingers in die Nase die Dislocation deutlich zu fühlen und so die Diagnose vollkommen zu sichern.

Die Prognose wird durch die Verschiebung der Fragmente in sofern getrübt, als daraus dauernde Hindernisse für die Atmung resultieren können, wenn z. B. durch eine nicht zu beseitigende Dislocation der Scheidewand die eine Nasenhälfte ganz oder zum Teil verschlossen wird. Quoad vitam wird bei der Beurteilung der Prognose auch an die Möglichkeit einer Fortsetzung der Fracturlinie nach der Basis cranii zu denken sein.

Die Therapie besteht bei vorhandener Dislocation in der möglichst frühzeitigen Beseitigung derselben und zwar entweder vermittels Einführung des kleinen Fingers oder einer Kornzange in die Nase. Um die reponierten Fragmente in ihrer Lage zu erhalten, kann man Wattetampons oder Blei- und Gummiröhrchen einlegen. War keine Verschiebung der Fragmente nachzuweisen, so genügen zur Stillung der Blutung anfangs Eiswassercompressen, später einfache Wasser- oder Bleiwasserumschläge. Ein blutig-wässriger Ausfluss aus der Nase oder eine sich eventuell anschliessende Ozaena wird mit desinficierenden Ausspülungen oder Nasendouche behandelt.

Wenn eine bleibende Schiefstellung des Septums und dadurch bedingte Verengerung einer Nasenhälfte zu erheblichen Respirationsstörungen geführt haben sollte, so wäre dadurch eine operative Beseitigung, wenigstens eines Teils der Scheidewand geboten.

Die Entfernung von Teilen der scoliotischen Nasenscheidewand habe ich in den letzten Jahren mehrfach ausgeführt; entweder mit dem Messer oder auf galvanocaustischem Wege. Es ist eine auffallende Thatsache, dass die Scoliosen in der weitaus grössten Anzahl aller Fälle nach der linken Seite hin bestehen. Bei der Nachbehandlung ist durch Einlegen von Gummi- oder Blei-Röhrchen dahin zu trachten, dass die Oeffnung erhalten bleibt. Erst nachdem die Ränder der Perforation sich ganz mit Schleimhaut überzogen haben, darf man die Dilatatorien entfernen.

Es ist leicht einzusehen, dass die Nasenbrüche sehr häufig, wenn nicht immer, complicierte Brüche sein werden, sei es dass die äussere Haut oder die Schleimhaut mitzerrissen ist. Die Anlegung eines antiseptischen Verbandes verbietet sich von selbst, es bleibt daher nur die sorgfältige Desinfection mit Carbol-, Lysol- oder anderen desinficierenden Arzneilösungen übrig.

---

§ 3. Oberkieferbrüche.

Die Brüche des Oberkiefers sind meist direct und compliciert und können eingeteilt werden in solche des Körpers und der Fortsätze. Sie kommen als Längs-, Quer- oder Splitterbrüche zur

Beobachtung. Zu den Querbrüchen gehört die Fractur des Proc. alveolaris, welche in geringer Ausdehnung nicht selten die Folge einer Zahnextraction ist, aber auch durch andere Gewalten in einer erheblichen Länge zu Stande kommen kann. Längsbrüche zwischen den Körpern oder durch dieselben hindurch sind nur sehr selten beobachtet.

Die Diagnose ist meist aus den sehr deutlich ausgesprochenen Symptomen leicht zu stellen. Es gelingt nicht schwer unter den geschwollenen, blutunterlaufenen Weichteilen Crepitation zu fühlen oder eine Schiefstellung der Zähne event. auch die Fracturlinie selbst unter dem zerrissenen Zahnfleisch nachzuweisen. Manchmal deutet Emphysem auf die Eröffnung des Antrum Highmori.

Die Prognose ist gut, denn eo ipso heilen alle Gesichtsverletzungen im Durchschnitt gut und relativ rasch. Man kann selbst bei erheblicher Zertrümmerung des Knochens z. B. bei Schussfracturen mit weitgehenden Weichteilverletzungen eine verhältnissmässig schnelle Heilung beobachten. Dass dabei jedoch die Gestalt des Kiefers und Gesichts in Folge der Exfoliation nekrotischer Knochenstücke und tiefer narbiger Hauteinziehungen sehr erheblich leiden kann, liegt auf der Hand. Gut gearbeitete Prothesen werden event. hier passende Verwendung finden. Auch das Kauen und die Nahrungsaufnahme überhaupt können erschwert bleiben und dadurch eine bestimmte Zubereitung der Speisen notwendig werden. Die Prognose quoad sanationem completam kann getrübt werden dadurch, dass sich bei einer complicierten Fractur des Körpers oder des Proc. alveolaris mit Fissur in die Oberkieferhöhle die Eiterung in diese fortsetzt und auf diesem Wege die Veranlassung zu einem Hydrops oder Empyem des Antrum abgiebt. Es ist allgemein bekannt wie schwer ein Hydrops antri Highmori zu heilen ist und es müssen dann event. nach Heilung der Fractur noch die gegen die chronische Kieferhöhleneiterung vorgeschlagenen Operationsverfahren in Anwendung kommen, deren Erfolg man von vorn herein niemals sicher wird garantieren dürfen.

Die Therapie beschränkt sich bei reinen subcutanen Fracturen darauf, dem Kiefer möglichste Ruhe zu gewähren. Man reicht dem Patienten nur breiige resp. flüssige Nahrung, um die Kaubewegungen thunlichst zu beschränken. Bei Fracturen des Proc. alveolaris ist von der Entfernung gelöster Knochenstücke von vorn herein abzustehen, weil die Anheilung sehr oft noch erfolgt. Ebenso sind lockere Zähne nicht sofort zu extrahieren, sondern in ihre Alveola hineinzudrücken, weil auch sie nicht selten wieder fest einheilen.

Unter den Schienenverbänden, welche man für die Fractur des Proc. alveolaris in Anwendung gebracht hat, ist die aus Guttapercha am meisten zu empfehlen. Man erweicht ein Stück Guttapercha in heissem Wasser und modelliert sofort nach genauer Adaptation über die betreffende Zahnreihe eine Schiene, welche nach ihrer Erhärtung die Fracturflächen genau aneinander fixiert (*Morel-Lavallé*). Das Zusammenbinden der, der Fractur benachbarten Zähne zur Sicherung der Retention (*Hueter*), ist in vielen Fällen deshalb nicht ausführbar, weil die betreffenden Zähne gelockert sind.

Auf die Behandlungsweise mit sogenannten Interdentalschienen werde ich bei Besprechung der Unterkieferfracturen näher eingehen.

In allen Fällen ist auf eine sorgsame Reinigung und Desinficierung der Mundhöhle zu achten. In Folge des erschwerten Kauens bleiben leicht Speisereste im Munde liegen und zersetzen sich mit dem gleichfalls stagnierenden und reichlich secernierten Speichel, so dass sich sehr leicht eine Stomatitis entwickeln kann. Man lasse daher oft am Tage event. auch Nachts Spülungen mit Salicylsäure- (1 : 300), Carbolsäure- (2 : 100), Borsäure- (4 : 100), hypermangansauren Kali- (0,1 : 100) Lösungen vornehmen.

§ 4. Unterkieferbrüche.

Man unterscheidet Fracturen

a) des Körpers,
b) der Aeste,
c) des Proc. condyloideus,
d) des Proc. coronoideus

und ferner einfache und Doppelbrüche. Die sub a) und b) genannten fasst man auch zusammen als Brüche des Bogens. Diese letzteren sind die häufigsten. Sie können auf directem oder indirectem Wege entstehen, entweder durch Schlag oder Stoss gegen die zu fracturierende Stelle oder durch zwei von den Seiten her wirkende Gewalten, welche bestrebt sind den Bogen über seine Elasticitäts-Grenze hinaus zu verkleinern. Die Fracturlinie liegt dann in der Regel im Bereiche des Eckzahnes oder ersten Backzahnes. Es kann jedoch auf die angegebene Art auch eine Doppelfractur entstehen, d. h. entweder das Mittelstück des Körpers, das sogenannte Mentum osseum ganz herausgebrochen werden oder an anderen Stellen eine doppelte Durchtrennung des Knochens eintreten. Fracturen des Proc. alveolaris sind oft Folge von Zahnextractionen. Die Richtung der Bruchlinie ist bald schräg bald senkrecht von oben nach unten, oder am Proc. alveol. mehr quer.

Brüche des Proc. coronoideus und condyloideus sind bei weitem seltener und entstehen nur durch directe Gewalten.

Die Symptome der Fracturen des Bogens sind oft sehr in die Augen springend, wenn die Dislocation bedeutend ist. Dieselbe wird hervorgebracht durch die entgegengesetzte Wirkung der vom Zungenbein und der vom Schädel kommenden Muskeln. Das kleinere Fragment wird vom Musc. masseter, temporalis und den pterygoidei nach oben und innen gezogen, das grössere von den Musc. mylo-hyoid. und genio-hyoidei nach unten, woraus eine mehr weniger bedeutende Dislocation ad latus resultiert.

Bei Brüchen nahe der Mitte des Kiefers kann die Dislocation zuweilen ganz fehlen. Bei denen des Proc. coronoideus besteht, wenn das Periost ganz zerrissen ist, in Folge des Zuges des M. temporalis eine Dislocatio ad longitudinem cum elongatione; bei denen des Proc. condyloideus eine geringe Dislocatio ad latus und longitudinem nach der kranken Seite hin, wenn die Bruchebene, wie gewöhnlich, schräg verläuft. A priori am grössten

Fig. 6.

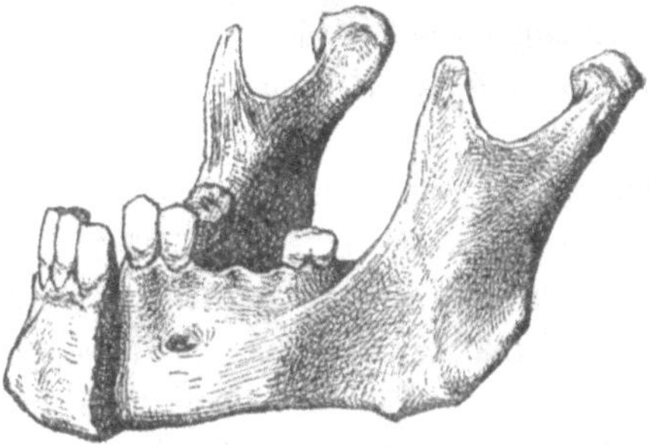

Fractura maxillae inf. (Mit Benutzung der *Hamilton*'schen Figur.)

wird die Dislocation sein, wenn ein Doppelbruch mit Heraussprengung des Mittelstückes vorliegt. Dasselbe wird nach unten und beide Seitenteile nach oben verschoben sein.

Bei ganz fehlender Dislocation wird es meist gelingen durch Crepitation den Bruch nachzuweisen.

Zu den genannten Symptomen, welche durch die Fractur selbst hervorgebracht sind, gesellen sich neben dem Schmerz die Kau- und Schling-Beschwerden, das Abfliessen von Speichel, gewöhnlich auch Schwierigkeit den Mund vollständig zu schliessen und die undeutliche Sprache. In Folge der Zerreissung des Nerven ist auch Krampf der Lippen beobachtet worden. Die Blutung aus der Art. alveolaris hat gewöhnlich nichts zu bedeuten.

Die Diagnose wird aus den genannten Symptomen leicht zu stellen sein, wenn es sich um Fracturen des Bogens handelt, nicht so leicht hingegen bei Brüchen der Fortsätze. Circumscripte Schmerzen, Sugillation event. Crepitation und geringe Verschiebung des Kiefers nach der kranken Seite werden den Bruch des

Gelenkfortsatzes wahrscheinlich machen. Die Prognose der subcutanen Fracturen des Bogens, des Proc. alveol. und des Gelenkfortsatzes ist gut. Gewöhnlich folgt die Heilung durch knöchernen Callus in verhältnissmässig kurzer Zeit, während die Fracturen des Proc. coronoideus meist mit Pseudarthrose heilen. Der M. temporalis zieht das abgebrochene Stück so weit nach oben, dass keine vollständige Adaptation gelingt. Für die spätere Gebrauchsfähigkeit des Kiefers liegt darin aber kein Nachteil, da der Masseter und die Mm. pterygoidei für den temporalis eintreten.

Die Therapie hat im Laufe der Zeit viele Wandlungen durchgemacht. Die Reposition ist bei Brüchen des Bogens gewöhnlich leicht, nicht immer dagegen die Retention. Um sie zu erreichen sind Verbände von *Boyer*, *Rütenick*, *Robert* u. a. construiert worden, welche teils den Unterkiefer in sich, teils an den Oberkiefer fixieren. Man unterscheidet noch heute die folgenden zwei Methoden.

Die erstere basiert auf der Benutzung sog. Interdental-Schienen, welche am besten aus Kautschuk hergestellt werden (*Morel-Lavallé*, *Suersen*) oder aus Kork (*Boyer*). Man formt nach der Reposition der Fragmente zwischen Ober- und Unterkiefer eine beide Zahnreihen genau umfassende keilförmige Schiene und befestigt mit Binden (Capistrum) den Unterkiefer an dieselbe. Behufs Nahrungsaufnahme ist es notwendig die Schiene an der Basis des Keils so dick zu machen, dass beide Zahnreihen nicht dicht auf einander stehen, vor allem, wenn die Zähne vollständig sind und keine Lücke existiert, durch welche etwa die Nahrung eingeführt werden könnte. Ebenso ist es erforderlich dem reichlich secernierten Speichel freien Abfluss aus der Mundhöhle zu ermöglichen. *Szymanowski* legt zwischen beide Kiefer in der Gegend der Backzähne einen Holzstab, der beiderseits aus den Mundwinkeln hervorragt und an jedem Ende einen starken Faden trägt. Beim Schliessen des Mundes wird durch den Stab das hintere Fragment nach unten gedrängt und dadurch die Dislocation verringert resp. ganz ausgeglichen. Der Stab wird dann vermittelst der Fäden durch Gypsbindentouren, welche vom Kinn zum Scheitel gehen, befestigt.

Die zweite Methode unterscheidet sich von der ersteren dadurch, dass dem Unterkiefer Bewegungen gestattet bleiben. Hierher gehört die Knochennaht mit Silberdraht, ferner der *Rütenick*'sche Verband, durch welchen die Unterkieferzahnreihe durch Haken an eine unter dem Kiefer befestigte gepolsterte Holzplatte anbandagiert wird und drittens das Verfahren von *Robert.* Derselbe formt über die Zähne eine Kautschukrinne und befestigt dieselbe durch ein oder zwei Silberdrahtschlingen, welche an der vorderen und hinteren Fläche des Kiefers herab durch die Weichteile geführt und in der Kinngegend über einer Heftpflasterrolle (um Decubitus zu vermeiden) geknotet werden. Die heute wohl am häufigsten angewendeten Methoden sind die Knochennaht und die Kautschuk-Interdental-Schiene.

Es versteht sich von selbst, dass auch bei den Verbänden, welche dem Unterkiefer Bewegungen gestatten, diese so weit wie möglich durch Bindentouren um den Kopf beschränkt werden müssen.

Nächst der eigentlichen Fracturbehandlung spielt die Sorge für Reinlichkeit die grösste Rolle. Da Kauen und Schlucken dem Patienten erheblich erschwert sind, so bleiben von den, mit der Schnabelkanne gereichten flüssigen Speisen stets Reste in der Mundhöhle zurück. Diese mengen sich mit dem in Folge des Bruchreizes sehr profus secernierten Speichel. Es kommt zu fauliger Zersetzung und sehr üblem Geruch aus dem Munde, event. zu einer sehr unangenehm complicierenden Stomatitis. Daher muss man bei Zeiten anfangen den Mund häufig am Tage, event. auch in der Nacht mit desinficierenden Wässern gründlich ausspülen zu lassen.

Die Fracturen des Proc. condyloid. heilen gewöhnlich unter einem einfachen Kopfverband.

Eine Nachbehandlung könnte notwendig werden, wenn in Folge nicht ganz gelungener Beseitigung der Dislocation später der eine oder andere Zahn Schwierigkeiten beim Kauen oder

Schliessen des Mundes machte. Der betreffende Zahn würde dann jedoch nur auf ausdrücklichen Wunsch des Patienten, zu entfernen sein, denn die Erfahrung lehrt, dass sich derartige vorragende Zähne vollkommen abschleifen können.

Die complicierten Fracturen des Unterkiefers bieten für die Diagnose keine Schwierigkeiten, da der Bruch dann gewöhnlich zu sehen und zu fühlen ist. Die Prognose ist quod sanationem gut, denn die Erfahrung lehrt täglich, dass selbst sehr erhebliche Zermalmungen des Kiefers gut heilen und sich wieder eine relativ gute Gebrauchsfähigkeit herstellt. Nur ganz lose ohne Zusammenhang mit dem Periost in der Wunde liegende Splitter werden zu entfernen sein, sonst ist die strengste conservative Behandlung auch in Bezug auf lose Zähne hier durchaus am Platze. Nach der Reinigung der Wunde und Entfernung der losen Splitter wird zur Retention der Fragmente dieselbe Behandlung eingeleitet, wie bei den nicht complicierten Brüchen; es tritt dann aber die peinlichste Reinlichkeit und Mundspülung fast noch mehr in den Vordergrund als bei den subcutanen Fracturen.

---

§ 5. Wirbelbrüche.

Die Brüche sind zwar an sämtlichen Wirbeln beobachtet, jedoch häufiger am Brust- und Lenden-, als am Halsteile, bei welchem wegen seiner bedeutenderen Beweglichkeit eher Verrenkungen zu Stande kommen. Man unterscheidet anatomisch Brüche des Körpers, des Bogens und der Fortsätze. Klinisch interessieren besonders die Brüche des Körpers wegen der meist damit verbundenen Verletzung des Rückenmarks. Die Fracturen können durch directe und indirecte Gewalten entstehen, durch Fall auf den Kopf oder die Füsse oder das Os sacrum oder durch Verschüttung, wobei die Wirbelsäule entweder in senkrechter oder schräger Richtung comprimiert wird. (*Middeldorpf*'s Compressions-Fracturen.)

Die Symptome und Diagnose der Brüche der Wirbelkörper und Bögen hängen stets mehr weniger von der gleichzeitigen Verletzung des Rückenmarks ab, welche bei Fracturen der Fortsätze zu fehlen pflegt.

Die Symptome ändern sich je nach der Stelle, an welcher der Bruch eintrat.

Bei Brüchen im Bereich der Halswirbelsäule tritt entweder augenblicklich der Tod ein, wenn durch die Verletzung des Rückenmarks das Athmungscentrum zerstört wurde, oder sehr erhebliche Athmungsbeschwerden führen allmählich zum Tode, wenn der Bruch und die Rückenmarkszerstörung unterhalb des Austritts des N. phrenicus — also unterhalb des vierten Wirbels — erfolgte. Des Weiteren reihen sich daran die mehr weniger vollständigen Lähmungen aller übrigen motorischen und sensiblen Nerven. Bei Fracturen des Proc. odontoideus, welche meist an seiner Insertionsstelle am Epistropheus eintreten, gelingt es manchmal von der Mundhöhle aus die Dislocation nachzuweisen. Die Untersuchung auf Crepitation wird man immer nur mit der grössten Vorsicht unternehmen dürfen, um nicht durch eine ungeschickte Bewegung Dislocation des abgebrochenen Stückes nach dem Rückenmark hin und event. plötzlichen Tod zu verschulden. Dass selbst hochgradige Dislocationen des Rückenmarkes im Bereiche der Halswirbelsäule bestehen können, ohne Lähmungserscheinungen oder augenblicklichen Tod zur Folge zu haben, geht aus der Beobachtung *Schuchardt's**) hervor, der einen Bruch beider Bögen des Epistropheus und beider Massae laterales des Atlas mit Einkeilung des unteren Teiles der Halswirbelsäule vom 3. abwärts zwischen dem auseinandergetriebenen Atlas und Epistropheus beobachtete, wobei der Can. spinalis und das im Uebrigen völlig unversehrte Rückenmark Sförmig gekrümmt waren.

Vollständige Brüche des Körpers im Bereich der Brust- und Lendenwirbelsäule pflegen eine charakteristische Dislocation zu zeigen, da gewöhnlich das obere Fragment am unteren herab-

*) Verhandlungen der deutschen Ges. f. Chir. 1892. I. 111.

gleitet und so eine kyphotische Verkrümmung der Wirbelsäule resultiert. Nach *Hamilton* richtet sich die Verschiebung nach dem Verlauf der Bruchebene. Bei Querbrüchen zeigt sich eine Dislocation des oberen Fragments direct nach vorn, bei Schrägbrüchen nach vorn und unten. Hierzu gesellen sich wieder diejenigen Symptome, welche von dem mehr weniger in Mitleidenschaft gezogenen Rückenmark ausgehen also teilweise oder vollständige Lähmung der motorischen und sensiblen Nerven der unteren Extremitäten und der Beckenorgane. In Folge der Blasen- und Mastdarmlähmung gehen Urin und Fäkalien unwillkürlich ab. Nimmt man dazu die Anamnese und die bekannten allgemeinen Symptome, so wird es oft gelingen die Fracturen zu diagnosticieren. Es werden aber immer noch Fälle übrig bleiben, bei welchen eine exacte Diagnose zwischen Luxation und Fractur nicht wird gestellt werden können. Jedenfalls ist die Untersuchung immer nur mit grosser Vorsicht anzustellen. *P. Samter* führt in seiner Dissertation*) einen Fall an, in welchem mehrere Wochen hindurch bei Druck auf die Harnröhre oder Berührung der Fossa navicularis mit dem Catheter eine kräftige Contraction der gelähmten Blase hervorgerufen werden konnte, sowie dass in einem Falle von Läsion in der Höhe des 6. und 7. Brustwirbels beim Aufrichten des Patienten Athmungsstillstand einzutreten pflegte, in Folge des dann aufgehobenen Druckes der Baucheingeweide, welcher bei bestehender Lähmung der Intercostal- und Bauch-Muskeln für die Exspiration von grosser Bedeutung ist.

Die Prognose ist für die Brüche der Fortsätze gut, für diejenigen des Bogens und Körpers, wegen der fast stets mitvorhandenen Verletzung des Rückenmarks, quoad restit. ad integrum: mala, quoad vitam: dubia ad malam vergens.

Wenn auch jede Wirbel-Fractur als solche heilen kann, so bleiben doch sehr oft wenigstens partielle Lähmungen zurück. Dieselben können sich in Folge einer Myelitis spinalis allmählich weiter ausbilden und zum Tode führen. Im Anschluss an die

*) Heidelberg. Ref. im Centr. Bl. f. Chir. XIV. Nr. 4.

Blasenlähmung entwickelt sich eine Cystitis, in Folge der langen Bettlage bei gelähmten Extremitäten, der gestörten Hautinnervation und des unwillkürlichen Abganges von Urin und Fäkalmassen tritt Decubitus ein, dessen Entstehen nur im permanenten Bade vielleicht verhindert werden könnte. Allmählich gehen die Kranken entweder an Pyämie oder an Kräfteverfall und Inanition zu Grunde, wobei die Körpertemperatur bis zu kaum glaublichen Graden sinken kann. So habe ich bei einem derartigen Patienten in den Tagen vor dem Tode Temperaturen von 27,6° beobachtet. Im Allgemeinen bessert sich die Prognose, je tiefer nach unten (XI. u. XII. Brust- u. I. Lenden-Wirbel) der Bruch erfolgte.

Die Therapie richtet sich mehr auf die Folgezustände, als auf die Fractur selbst. Diese wird am besten als ein Noli me tangere behandelt, d. h. man soll nicht viel Versuche machen, um eine bestehende Dislocation auszugleichen.

Die hierzu empfohlene Extension und Contra-Extension ist zu unsicher in ihrer Wirkung, als dass sie ohne weiteres angeraten werden könnte. Ja es ist die Möglichkeit einer Verschlechterung der Lage eines Fragmentes gegen das Rückenmark durchaus nicht ausgeschlossen.

Ruhige Lage vom Augenblick der Verletzung an wäre das Beste, ist aber wohl kaum jemals möglich. Daher muss der Transport auf das schonenste, möglichst in horizontaler Lage ausgeführt werden. Neben einem Wasserkissen oder einer Wassermatratze für das Lager des Kranken ist für die Füsse eine Reifenbahre erforderlich oder eine, über die Zehen reichende Fussbank, damit der Druck der Bettdecke aufgehoben und der Entstehung einer Spitzfussstellung vorgebeugt werde.

Der Catheterismus ist, um der Stagnation des stark alkalischen Urins vorzubeugen und auch das Abfliessen desselben möglichst einzuschränken, täglich mehrmals (2—3 mal im Durchschnitt) vorzunehmen. Sorgfältigste Reinlichkeit, sowohl in Beziehung auf den Catheter, als auch auf das Bett und die Unterlagen ist selbstverständlich unerlässlich. Steht ein permanentes

Bad zur Verfügung, so würde dies am ehesten allen Anforderungen der Reinlichkeit entsprechen, besonders aber hinsichtlich der Vermeidung eines Decubitus von unschätzbarem Werte sein.

Bei einer Fractur der Halswirbelsäule ist nach Verlauf einiger Tage das Umlegen einer Cravatte zu empfehlen.

Für Fracturen des Bogens, der Brust- oder Lendenwirbelsäule mit Depression des fracturierten Stückes gegen das Rückenmark hat man geraten, die Bruchstelle freizulegen und den deprimierten Knochenteil mit dem Elevatorium zu heben (fälschlich als Trepanation der Wirbel bezeichnet). Ein Verfahren, vor dem, wie ich meine, gewarnt werden muss, da es nicht ohne Gefahr auszuführen ist und nur einigen Erfolg verspricht, wenn die Lähmungserscheinungen geringe sind. Bei totaler Lähmung liegt stets eine vollständige Zerstörung des Rückenmarks vor, nicht nur eine durch die Trepanation event. zu hebende Compression.

Die Anlegung eines Gyps- oder Filz-Corsets bei vorsichtiger Suspension des Patienten ist jedenfalls erst nach Verlauf einiger Zeit zu gestatten. Man kann dadurch dem Kranken ein früheres Verlassen des Bettes ermöglichen, als es ohne einen Stützapparat thunlich wäre.

*E. de Reynier**) beschreibt einen interessanten Fall von Heilung einer Fractur des 7. Rückenwirbels durch Anlegung eines Gypscorsets in hängender Stellung des Patienten. Ferner berichtet *Lauenstein***) über glückliche Heilung einer in Folge einer alten Wirbelfractur eingetretenen Compressions-Lähmung des Mastdarms, der Blase und der unteren Extremitäten durch Resection von Teilen der fracturierten und das Rückenmark comprimierenden 12. Brust- und 1. Lendenwirbels. *Urban****) empfiehlt gleichfalls ausgedehnte temporäre Resection der Wirbelbögen bis nahe an die Wirbelkörper heran, Freilegung des Rückenmarks, Entfernung der comprimierenden Knochenvorsprünge und Reimplantation der Wirbelbögen sammt Weichteillappen.

---

*) Ztschr. f. Chir. Bd. XXII.

**) Centr.-Bl. f. Chir. Bd. XIII. p. 888.

***) Verhandlgn. d. deutsch. Ges. f. Chir. 1892. II. 211.

Ist es trotz der genannten Gefahren schliesslich doch zur Heilung des Bruches gekommen, aber sind Lähmungen zurückgeblieben, so tritt die Elektricität in ihr Recht, so wie passive Bewegungen, Massage, kräftige Nahrung, Aufenthalt in gesunder Luft. Innerlich empfiehlt *Hamilton* den lange Zeit fortgesetzten Gebrauch von Strychnin in Dosen von 5—7 Milligr. dreimal täglich. *König* giebt an, dass von der Dehnung der Nervi ischiadici bei grosser Schmerzhaftigkeit der gelähmten Extremitäten Vorteile zu erwarten seien.

---

§ 6. Brüche des Brustbeins.

In Folge der Elasticität der Rippen und ihrer Knorpel sind Fracturen des Brustbeins selten. Sie entstehen meist durch directe Gewalt z. B. durch Ueberfahrenwerden. Jedoch auch indirect sind sie beobachtet z. B. zwischen Manubrium und Corpus durch Muskelzug bei Wehenthätigkeit.

Die Verbindung des Handgriffs mit dem Körper geschieht nach *Henle* in der Regel durch Knorpel, selten durch Fasergewebe, noch seltener durch ein von einer Synovial-Kapsel ausgekleidetes Gelenk. Hieraus erklärt sich die Möglichkeit, dass eine Continuitäts-Trennung an der qu. Stelle unter Umständen nicht als Fractur, sondern als Diastase oder Luxation zu bezeichnen sein wird.

Ein hervorragendes Symptom bei den meist quer verlaufenden Brüchen ist die Dislocation, dadurch, dass das Manubrium gegen den Körper verschoben ist und zwar nach *Hamilton* das untere Fragment meist nach vorn, nach *Hueter* meist nach hinten. Abnorme Eindrückbarkeit des unteren Teils des Brustbeins event. damit verbundenes Fühlen von Crepitation werden die Diagnose in manchen Fällen über allen Zweifel sicher stellen. Die Prognose ist bei einfachen Fracturen selbst mit geringer Depression gut. Die Heilung kommt gewöhnlich in kurzer Zeit durch knöchernen Verschluss zu Stande. Lag eine complicierte

Fractur vor, so hängt die Prognose von der Complication ab. (Abscedierung im Mediast. ant. — Herz- oder Lungenverletzung!)

Die Therapie ist gleichfalls in der Hauptsache gegen die etwaigen Complicationen gerichtet. Jedoch auch bei einfachen Fracturen mit Depression ist die Hebung derselben entweder mit den Fingern oder scharfen Haken indiciert, besonders wenn sie hochgradig ist und zusammen mit dem substernalen Bluterguss (*König*) Athmungsbeschwerden hervorruft.

---

§ 7. Rippenbrüche.

Die Rippenbrüche sind häufig und wahrscheinlich noch häufiger, als sie diagnosticiert werden. Im Kindesalter sind sie so gut wie nie beobachtet; ihre Anzahl nimmt aber mit dem Alter, d. h. mit der grösser werdenden Sprödigkeit des Knochens zu.

Sie entstehen entweder direct oder indirect durch Verkleinerung des Rippenbogens von vorn nach hinten, oder von einer Seite zur anderen, sind sowol als Splitterbrüche, wie als Querbrüche beobachtet, können eine oder mehrere Rippen zugleich betreffen und einseitige oder doppelseitige sein. Sie sind ferner in Folge von Muskelzug bei heftigem Husten oder Niesen gesehen und werden auch als Rissfracturen bei forcierter Contraction der Muskeln einer Thorax-Hälfte erklärt. Durch die Elasticität der Rippen ist es bedingt, dass nicht selten in Folge der Gewalteinwirkung Infractionen entstehen.

Ihrer Gestalt und geschützten Lage wegen ist die erste Rippe selten Sitz einer Fractur, ebenso die falschen Rippen wegen ihrer grossen Beweglichkeit. Wir beobachten daher die meisten Brüche im Bereich der zweiten bis sechsten Rippe. Marsh hat unter ca. 3000 Verletzungen die Fractur der ersten Rippe 4 mal beobachtet und Lane, der bei 200 Leichen zweifellose Reste einer Fractur der ersten Rippe in 4 Fällen fand, giebt als Ursache directe und indirecte Gewalten an: Fall auf die Rippen, Gewalteinwirkung gegen das Manubrium sterni oder Uebertragung der

Gewalt durch das Schlüsselbein. Die Entstehung der Rissfracturen muss zum Teil auf eine heftige Contraction der Exspirations-Muskeln zurückgeführt werden, zum Teil auf eine Reflexwirkung von Seiten des Abdomens, das durch eine bedeutende Gewalt getroffen wurde. Auch eine plötzliche energische Contraction der vorderen Thoraxwandmuskeln (Pectoralis und Serratus ant.) darf als Ursache angenommen werden.

Die Symptome sind oft von Seiten der fracturierten Rippe so wenig deutlich, dass eine Wahrscheinlichkeits-Diagnose aus den begleitenden Complicationen gestellt werden muss. Vermöge der grossen Biegsamkeit wird nicht selten die im Augenblicke des Entstehens der Fractur (ganz besonders Infraction) vorhandene Dislocation sofort wieder ausgeglichen und lässt sich später nicht mehr nachweisen. Wir sind daher oft allein auf den circumscripten heftigen Schmerz, auf das Vorhandensein von Athemnot bei sehr flacher resp. ganz abdomineller Athmung angewiesen, wenn es nicht etwa gelingt durch die Auscultation Crepitationsgeräusch zu hören oder, bei Druck auf eine von der getroffenen entfernt liegenden Stelle, Verschiebung und dadurch Schmerzen an der ersteren hervorzurufen. Das Auftreten von Blut im Sputum gestattet nicht ohne weiteres den Schluss auf Lungenverletzung durch ein Fragment, da das gleiche Symptom auch bei starken Quetschungen ohne Bruch beobachtet worden ist. Hat aber eine Zerreissung von Lungengewebe stattgefunden, was wohl in der Regel als Folge einer Fractur aufzufassen sein wird, so tritt das ausfliessende Blut nicht nur in die Bronchien, sondern auch in den Brustraum und giebt Anlass zum Haemothorax; ebenso wie eine Verletzung der Artt. mamaria int. und intercostalis. Zu diesem gesellt sich in Folge des Luftaustrittes aus den zerrissenen Alveolen der Pneumothorax. Ueber ersterem wird ein gedämpfter, über letzterem ein tympanitischer Percussionston zu hören sein. Ein oft vorhandenes Emphysem kann die Untersuchung auf Crepitation oder abnorme Beweglichkeit sehr erschweren, bisweilen geradezu unmöglich machen.

Eine Infraction oder einfacher querer Bruch ohne Dislocation können leicht der Diagnose entgehen.

Die Prognose ist trotz der event. vorliegenden Lungen- und Gefäss-Verletzung eine gute. Die Erfahrung hat gelehrt, dass wenn nicht etwa unmittelbar Verblutung eintrat, die Resorption von Blut und Luft oft sogar sehr schnell vor sich geht, wenn keine penetrierende Hautwunde bestand.

Bei den Infractionen und einfachen Brüchen ohne Verschiebung wird von einer Behandlung kaum die Rede sein. Ruhige Bettlage, kalte Umschläge, event. Morphium gegen Schmerzen werden genügen event. mit Heftpflaster- oder Collodium-Einwickelung der betreffenden Thoraxhälfte. Durch die Fixierung der einen Thoraxhälfte haben die Patienten eine grosse Erleichterung beim Athmen. Die Heilung tritt in der Regel in ca. 3—4 Wochen durch Callus ein. Ist eine erhebliche Dislocation vorhanden, so wäre unter genauer Beachtung der Antisepsis nach gemachter Incision das dislocierte Fragment entweder zu heben oder zu resecieren. Bei nachgewiesenem Haemo- und Pneumo-Thorax, bei blutigem Sputum, empfiehlt *Hueter* die Desinfection der Luft des Krankenzimmers vermittels des Carbolsprays; gegen Emphysem ist die Einwickelung des Thorax mit einer elastischen Binde vorgeschlagen oder auch von *König* tiefe Incisionen. Es versteht sich von selbst, dass bei Lungenverletzung auch dem Patienten alles Sprechen verboten ist. Die Nahrung ist, wenigstens in den ersten Tagen, kalt zu reichen.

Was die Behandlung des Haemo-Thorax anlangt, so entschliesst man sich nur schwer, das ausgetretene Blut zu entfernen, weil der durch dasselbe ausgeübte intrathoracale Druck zugleich das sicherste Blutstillungsmittel abgiebt. Könnte man genau wissen, woher die Blutung stammt, so wäre event. die Unterbindung der Art. mammaria int. oder der intercostalis ohne weiteres auszuführen. Man wird daher gern, so lange wie möglich die Operation hinausschieben und Eisumschläge verordnen. Gegen den Pneumothorax ist die Punction mit Erfolg angewendet worden, mit Incision und Drainage, wenn sich herausstellt, dass die Lungenwunde noch nicht verheilt ist.

Beim Bruch mehrerer Rippen kann zur sichereren Fixierung ein leichter erhärtender Verband angelegt werden, ist aber sofort wieder zu entfernen, wenn der Patient über Druck klagt.

---

§ 8. Schlüsselbeinbrüche.

In Rücksicht auf die Stellen, an welchen die Fracturen der Clavicula am häufigsten beobachtet werden, ist es practisch ein acromiales, ein sternales Ende, wo Epiphysen-Lösungen beobachtet sind, und ein äusseres, mittleres und inneres Drittel zu unterscheiden.

An das äussere Drittel inserieren sich die Mm. trapezius und deltoideus, ferner das Lig. capsulare ext. und Lig. coraco-claviculare mit seinen beiden Portionen: Lig. trapezoides vorn und conoides hinten. Das mittlere Drittel liegt über dem ersten Intercostal-Raum und der zweiten Rippe. Es dient dem M. subclavius und der Fascia coraco-clavicularis, sowie einem kleinen Teil des M. pectoralis major zur Insertion. Das innere Drittel liegt über der ersten Rippe. An seiner unteren Fläche setzt sich das Lig. costo-claviculare und der M. pectoralis maj. an, an seiner oberen der cleido-mastoideus.

Die Brüche der Clavicula sind sehr häufig. Sie betragen nach *Gurlt* ca. 15 pCt. aller Fracturen und sind als unvollständige (besonders bei Kindern) und vollständige beobachtet.

Die Ursache ist meist eine indirecte; entweder ein Fall auf die Schulter, oder auf den abducierten Arm, wobei — vorausgesetzt, dass keine Luxation entsteht — der Knochen in seiner Längsaxe zusammengedrückt, dadurch seine normale Sförmige Krümmung vermehrt wird und der Bruch an der schwächsten Stelle erfolgt, d. i. im mittleren Drittel und zwar gewöhnlich näher dem äusseren, als dem inneren. Brüche im inneren Drittel sind seltenere Vorkommnisse.

Fracturen durch directe Gewalten ereignen sich weniger oft, ebenso diejenigen durch Muskelaction. In seltenen Fällen sind sie auch intrauterin beobachtet worden. Man unterscheidet Quer-, Schräg- und Splitterbrüche.

Symptome und Diagnose. Bei reinen Querbrüchen, welche verhältnissmässig selten sind, kann die Dislocation sehr gering sein, ist indess bei den häufigeren Schrägbrüchen in der Regel ziemlich bedeutend, sowohl ad axin, als ad longitudinem.

Bei Fracturen im mittleren Drittel (näher dem äusseren, als dem inneren) sinkt der Arm vermöge seiner Schwere mehr weniger herab, das acromiale Fragmentende wird nach unten dislociert, während das sternale Ende durch Contrac-

Fig. 7.

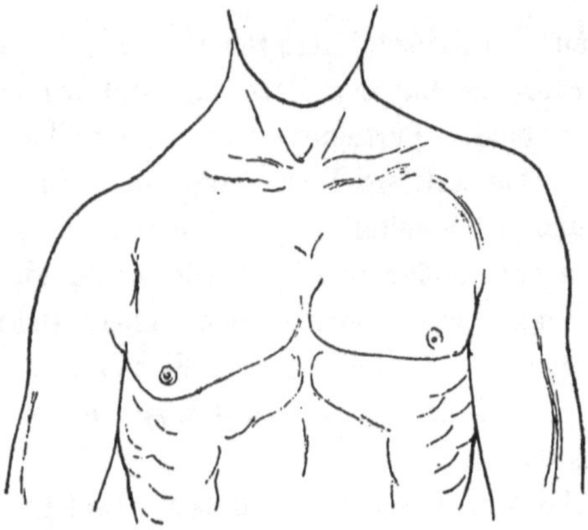

Fractura claviculae dextrae.
(An der Grenze des mittleren und äusseren Drittels.)

tion des Cleido-mastoideus nach oben gezogen wird, wodurch eine Dislocatio ad axin zu Stande kommt. Die Verschiebung ad longitudinem, welche gleichzeitig eintritt, ist bedingt durch die Annäherung der Schulter an den Thorax, in Folge Bruchs des Strebepfeilers. Letztere Dislocation kann mitunter so erheblich sein, dass das äussere Fragment weit unter das innere heruntergeschoben ist (T-Fractur).

Bei Fracturen im äusseren Drittel kommt es hinsichtlich der Dislocation darauf an, ob der Bruch im Bereiche des Lig. coraco-claviculare oder nach aussen von ihm liegt. Es wurde früher ziemlich allgemein angenommen, dass bei diesen Fracturen selten eine Verschiebung einträte. Nach Untersuchungen von *Robert Smith* heilen Brüche im Bereich der Ligg. trapez. und rhomboid. ohne wesentliche Dislocation. Beim Bruch ausserhalb dieser Bänder, wobei sie also keinen directen Einfluss auf das äussere Fragment ausüben können, wird letzteres teils durch Muskelzug, teils durch das Gewicht des Arms verschoben. Das sternale Ende des äusseren Fragmentes wird durch die Clavicularportion des M. trapezius nach aufwärts und das ganze acromiale Ende des Fragments durch die Wirkung der von innen und unten kommenden Muskelbündel und Bänder nach vor- und einwärts gezogen. Die Dislocation kann auf diese Weise bei diesen Brüchen des acromialen Endes fast einen rechten Winkel erreichen und eine erhebliche Verkürzung zur Folge haben.

Bei den seltenen Brüchen im inneren Drittel ist gewöhnlich die Dislocation gering, da sich das Lig. costo-claviculare von unten und der M. cleido-mastoideus von oben so ziemlich das Gleichgewicht halten.

Ausser den genannten aus der Verschiebung der Fragmentenden zu entnehmenden häufig deutlich sichtbaren Zeichen für die Fractur, ist neben dem Schmerz, der Crepitation und dem gestörten Gebrauch besonders beachtenswert die pathologische Haltung der Schulter resp. des Armes. Die Stellung in der sich Patienten mit der am häufigsten beobachteten vollständigen Fractur der Clavicula an der Grenze des mittleren und äusseren Drittels präsentieren, ist nicht unähnlich der bei Lux. humeri nach vorn und innen (exclusive Lux. subclavicularis und sternalis), nur fehlt die Abduction des Armes. Derselbe ist jedoch gleichfalls herabgesunken, fällt aber in toto mehr nach vorn und innen. Die Abflachung der Schulter bezieht sich mehr auf den lateralen claviculären Teil, während die normale Wölbung des Deltoideus erhalten ist. Der Kopf des Patienten ist gewöhnlich etwas nach der kranken Seite geneigt.

Fig. 8.

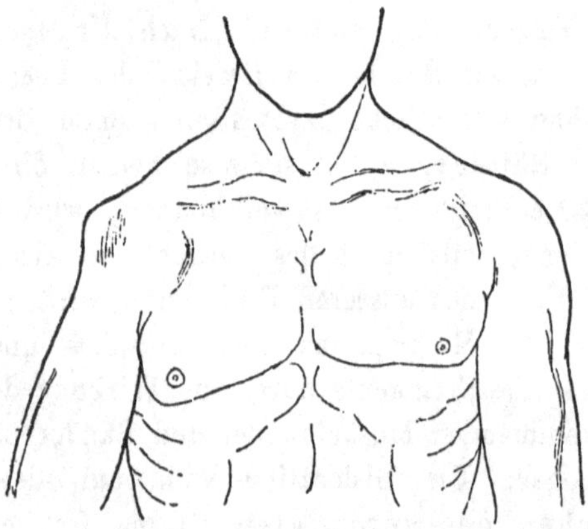

Luxatio humeri subcoracoidea.

Bei Doppel- und Splitter-Fracturen der Clavicula sind neben den genannten Symptomen besonders die abnorme Beweglichkeit und Crepitation leicht nachweisbar.

Abgesehen von Schussfracturen sind Complicationen selten, weil die Ursachen meist indirecte sind, daher auch Verletzungen der nahe liegenden grossen Gefässe und Nerven nicht häufig beobachtet.

Ein gleichzeitiger Bruch beider Schlüsselbeine scheint meist symmetrisch zu sein.

Aus dem Gesagten geht zur Genüge hervor, dass die Diagnose in der Mehrzahl der Fälle leicht zu stellen sein wird, dass nur bei den Fracturen am acromialen und sternalen Ende Schwierigkeiten vorliegen und Verwechselungen mit Luxationen vorkommen können.

Die Prognose ist gut. Sollte es auch nicht gelingen die Dislocation auszugleichen — und wir werden sehen, dass dies in der weitaus grösseren Anzahl der Fälle nicht möglich ist — so kann doch eine normale Gebrauchsfähigkeit des Armes selbst bei Splitterfracturen wieder eintreten. Die Verkürzung bleibt aber in der Regel bestehen. Zurückbleibende Lähmungen sind nur selten beobachtet und kommen nach *König* manchmal weniger auf Rechnung der Fractur, als auf das zum Verbande verwendete Achselkissen.

Therapie und Heilungsverlauf. Zur idealen Verheilung der Fragmentenden gehört die genaue Adaptation derselben. Es gelingt meist die Reposition leicht, aber um so schwerer, sehr oft garnicht, die Retention. Hierin liegt der Grund dafür, dass die zur Behandlung der Clavicular-Fracturen angegebenen Verbände Legion ist, weil immer und immer wieder von neuem Versuche gemacht worden sind, das genaue Aneinanderliegen der Bruchenden dauernd zu erreichen. Leider waren aber alle diesbezüglichen Bemühungen bis jetzt umsonst. Es giebt keinen Verband, der für alle Fälle genügt. Der Erfindungsgeist der berühmtesten Chirurgen hat es noch nicht vermocht einen Verband zur sicheren Fixation der dislocierten Fragmente zu construieren.

Handelt es sich um die häufigste Fractur im mittleren Drittel, mit der pag. 60 näher beschriebenen Dislocation, so ergiebt eine einfache Ueberlegung, dass zur Reposition des äusseren Fragmentes vom Arme resp. der Schulter her eingewirkt werden muss. Der Arm ist nach unten, vorn und innen gesunken, er muss also nach oben, hinten und aussen gezogen resp. gehoben werden, um das mitgegangene äussere Clavicularfragment in seine normale Stellung zu bringen. Fügt man dazu einen directen Druck auf das nach oben dislocierte acromiale Ende des inneren Fragments, so drängt man auch dieses in seine normale Lage und die Reposition ist vollendet. Es gilt nun die Fragmente in dieser Stellung bis zu ihrer Heilung zu fixieren. Dies gelingt durch keinen Verband sicher. Daher ist es mit Rücksicht auf die gute Prognose in den Fällen mit geringer Dislocation durchaus gerechtfertigt, wenn von vielen Chirurgen der Arm einfach in eine Mitella gehängt und der Ellbogen recht hoch angezogen wird, oder, was schon *Hippo-*

krates that, den Kranken in's Bett auf eine feste Unterlage zu legen und zwischen den Schulterblättern ein Polster anzubringen, sodass die Schultern nach hinten herabsinken. Ist jedoch die Verschiebung der Fragmente sehr bedeutend, so muss mehr geschehen, um das äussere in seiner erhobenen Stellung zu erhalten. Hierzu dient besonders der *Desault*'sche Verband und der sehr empfehlenswerte *Sayre*'sche Heftpflasterverband.

Fig. 9.

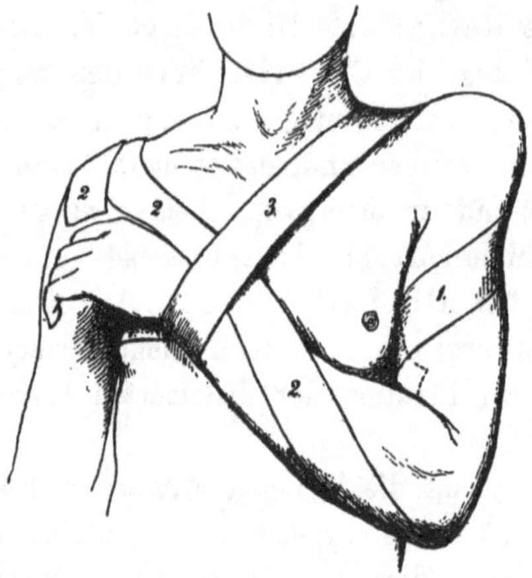

Sayre's Heftpflasterband. (Nach *König*.)

Bei letzterem legt man dort, wo der dritte Streifen über die Fracturstelle geht, zweckmässig ein Wattepolster unter. Man kann jedoch diesen Streifen unter Umständen ganz entbehren, wenn es schon durch die beiden ersten gelang die Dislocation vollständig auszugleichen. Bei Anlegung des Streifens 1 hat man darauf zu achten, dass nicht der Nervus radialis an seiner Umschlagstelle am Oberarm gedrückt werde. Auch halte ich es nach meinen Erfahrungen für richtiger, den Streifen 2 nicht über das Olecranon, sondern dicht oberhalb des Epicondylus int. um das Ellbogengelenk zu führen. Als Achselkissen für den *Desault*'schen Verband empfiehlt *König* ein Luftkissen etwa von der halben Länge des Oberarms. Der Verwendung des Gypses bei dem letzteren Verbande kann ich persönlich nicht das Wort reden, weil gewöhnlich die Patienten sehr bald über Druck und Athembeschwerden klagen. In neuster Zeit hat *Göschel* den elastischen Zug eines Gummischlauches empfohlen, der nach Anlegung eines rechtwinklig fixierenden Verbandes, vom Vorderarm der kranken Seite über die Fracturstelle herüber, schräg über den Rücken nach dem Oberschenkel der gesunden Seite geht und in der Schenkelbeuge nach genügender Anspannung durch eine Schlinge befestigt wird.

Da ich der festen Ueberzeugung bin, dass mit den genannten Methoden jeder Arzt bei der Behandlung der Schlüsselbeinbrüche gut auskommen wird, so übergehe ich alle übrigen und verweise auf die Lehrbücher, besonders auf das in dieser Beziehung sehr ausführliche Werk *Hamilton*'s*).

Die Heilung selbst geht in der Regel schnell von statten, denn die Clavicula ist ein gefässreicher spongiöser Knochen. Die durchschnittliche Heilungsdauer beträgt etwa 4—5 Wochen.

---

§ 9. Schulterblattbrüche.

Man unterscheidet:

1. Brüche des Körpers, zu denen ich auch die der Spina rechne.
2. Brüche des Proc. coracoideus.
3. Brüche des Acromion.
4. Brüche des Collum.
5. Brüche der Pfanne.

Von besonderem practischen und klinischen Interesse sind eigentlich nur die sub 3 und 4 genannten Formen.

Die im ganzen seltenen Fracturen des Körpers und der

*) Knochenbrüche und Verrenkungen, deutsch von *A. Rose*. Göttingen. 1877.

Spina entstehen nur durch directe Gewalten, zeigen in der Regel nicht sehr erhebliche Dislocationen und sind, wenn die Weichteilschwellung nicht zu hochgradig ist, meist durch Crepitation nachzuweisen. Letztere kann man oft fühlen, wenn man die flache Hand auf die Scapula möglichst fest auflegt und nun Bewegungen mit dem betreffenden Arm macht. Die Bruchlinie verläuft in der Regel quer oder schräg, nur sehr selten in der Längsrichtung. Sind mehrere Fragmente vorhanden, so tritt manchmal eine gegenseitige Verschiebung ein, sodass ein Knochenrand über resp. unter den andern zu liegen kommt. Auch Diastase der Fragmente durch Muskelzug ist beobachtet.

Die Prognose ist gut, denn selbst, wenn es nicht möglich war die dislocierten Fragmente genau in Adaptation zu bringen und trotz der, wie bei allen flachen Knochen spärlichen Callusbildung, tritt Heilung ohne erhebliche Beschränkung der Gebrauchsfähigkeit des Armes ein.

Für die Retention der reponierten Fragmente sind von den verschiedensten Autoren auch die mannigfaltigsten Verbände angegeben worden, aber keiner genügt für alle Fälle. Ruhe ist auch hier das Haupterforderniss; sie ist am besten zu erreichen, wenn der Arm, im Ellbogen rechtwinklig gebeugt, an den Thorax bandagiert wird oder auch in der Stellung, bei welcher man die Dislocation der Fragmente am besten ausgeglichen findet. Mit Benutzung eines, auf den Körper der Scapula resp. zu beiden Seiten der Spina aufgelegten Wattebausches kann zugleich eine Compression auf die Fragmente ausgeübt werden.

Die Fractur des Proc. coracoideus ist selten beobachtet und zwar entweder in Folge directer Gewalteinwirkung, oder durch Stoss des nach innen luxierten Caput humeri.

Objective Symptome sind meist sehr schwer nachzuweisen, da es nicht gelingt, das abgebrochene Stück unter der dicken und geschwollenen Weichteildecke zu fühlen. Höchstens bei sehr mageren Personen wird es möglich sein, abnorme Beweglichkeit und Crepitation zu constatieren. Zur Behandlung genügt Ruhigstellung des Armes.

Von grösserer Bedeutung als die genannten Brüche sind die des Acromions und des Collum.

Brüche des Acromions entstehen gleichfalls direct durch Schlag von oben oder indirect durch Stoss des Oberarmkopfes bei Fall auf den ausgestreckten Arm.

Unter den Symptomen fällt am meisten das Herabgesunkensein des Armes auf. Die äusserste Schulterspitze erscheint abgeflacht, der Arm verlängert. Zur Differenzierung zwischen der Lux. humeri nach unten resp. unten und innen genügt die freie Beweglichkeit des Armes, die leicht mögliche Ausgleichung der Deformität durch Anheben desselben, wobei zugleich nicht selten Crepitation gefühlt wird und die Thatsache, dass der Arm niemals so tief herabgesunken ist, wie bei der Verrenkung. Manchmal gelingt es auch den Spalt im Acromion und den scharfen Knochenrand, wenigstens des centralen Fragments, zu palpieren oder auch, besonders bei mageren Patienten, das abgebrochene Stück bei gleichzeitiger Hebung des Arms hin und her zu bewegen.

Die Prognose ist gut, denn selbst wenn eine geringe Dislocatio ad axin bestehen bleibt und auch keine vollständig knöcherne Vereinigung eintritt, wird die spätere Gebrauchsfähigkeit des Armes kaum beschränkt.

Zur Behandlung genügt meist das Erheben des Armes durch ein in die Achselhöhle gelegtes, am Thorax fest bandagiertes keilförmiges Kissen und Befestigung des Armes an dieses.

Der Bruch des Collum scapulae erfordert vor seiner Besprechung eine kurze anatomische Bemerkung.

Versteht man unter Hals den zunächst hinter dem aufgeworfenen und rauhen Rande der Gelenkgrube liegenden leicht eingeschnürten Teil, wie es anatomisch richtig ist, so sind Fracturen des Halses kaum jemals mit Sicherheit beobachtet. Die Brüche, welche als Halsfracturen bezeichnet werden, gehen in der Mehrzahl durch den sog. chirurgischen Hals, d. h. in einer Ebene, welche hinter dem Proc. coracoideus verläuft, sodass also der letztere mit abbricht.

Es liegt auf der Hand, dass die in Rede stehenden Fracturen nur durch bedeutende Gewalten hervorgebracht werden können, welche in der Regel von vorn oder hinten den Knochen treffen.

Die Symptome haben manches übereinstimmende mit denen der Fractura acromii und der Lux. humeri nach vorn. Der Arm ist mit dem fracturierten Stück herab und etwas nach innen gesunken, die Schulterwölbung ist abgeflacht, ihre normale Convexität über dem Rande des Acromions ist in eine mehr winklige Knickung übergegangen, der Arm ist verlängert. Glücklicherweise gelingt es aber in der Mehrzahl der Fälle von der Achselhöhle her den scharfen Knochenrand der Scapula zu fühlen und bei Bewegungen des Armes den Nachweis zu führen, dass dieselben frei sind, und im Gelenk vor sich gehen, wodurch die Verrenkung und die event. gleichfalls in Frage kommende Fractura colli humeri ausgeschlossen sind. Gegen die Verrenkung spricht ferner der wesentliche Umstand, dass es bei ihr durch einfaches Anheben des Armes nicht gelingt, die normalen Formen wieder herzustellen, was leicht bei der Fract. colli scapulae zu erreichen ist. Hat aber die Einrenkung stattgefunden, so bleiben die normalen Verhältnisse bestehen, sie machen hingegen bei der Fractur der Deformität sofort wieder Platz, wenn die stützende Hand entfernt wird, wodurch zugleich die abnorme Beweglichkeit nachgewiesen ist. Auf die Crepitation ist bezüglich der Differenzial-Diagnose nur ein bedingter Wert zu legen, denn sie kann bei allen qu. Verletzungen gefühlt werden.

Die Prognose ist in sofern gut, als sich gewöhnlich eine gute Gebrauchsfähigkeit des Armes wieder herstellt.

Die Therapie besteht in der Hebung des abgebrochenen Knochenstückes durch Einlegung eines elastischen Polsters in die Achselhöhle, Anwickeln desselben an den Thorax und Befestigung des Armes an das Kissen. *Volkmann* empfiehlt den *Sayre*'schen Heftpflasterverband. Zur festen und dauernden Fixierung ist die Anlegung einer Gyps-Hanf-Schiene mit Schulterkappe entschieden anzuraten, welche bei rechtwinklig flectiertem Ellbogengelenk bis über das Handgelenk reichen muss.

Absprengungen von Pfannenteilen sind wegen der versteckten Lage der Cavitas glenoid. schwer zu diagnosticieren. Sie ereignen sich selten, sind jedoch als Complication einer Lux. humeri beobachtet. Ihre Wahrscheinlichkeits-Diagnose wird gestellt werden können, wenn nach der Reposition des luxierten Kopfes, dieser ohne zureichende äussere Veranlassung leicht wieder in die pathologische Stellung zurückkehrt.

Die Prognose ist in Folge des zu fürchtenden Gelenk-Callus für die spätere normale Beweglichkeit des Gelenks getrübt.

Die Therapie erfordert Ruhigstellung des Gelenks und relativ frühzeitige passive Bewegungen.

---

§ 10. Oberarmbrüche. Fractura humeri.

Man unterscheidet:

1. Brüche am oberen Ende,
2. Brüche der Diaphyse,
3. Brüche am unteren Ende,
4. Epiphysen-Trennungen.

Zu den Brüchen am oberen Ende gehören:

a) Bruch im Collum anatomicum (intracapsulär),
b) Bruch im Collum chirurgicum,
c) Bruch des Tubercul. majus.

Die Brüche am unteren Ende sind:

a) Bruch oberhalb der Condylen incl. der T-Fractur,
b) Bruch der Epicondylen (ext. oder int.),
c) Bruch der Condylen (ext. oder int.).

Die Fracturen der Diaphyse liegen zwischen dem Collum chirurgicum und der Basis der Condylen.

1. Brüche am oberen Ende.

a) Fractura colli anatomici.

Der anatomische Hals ist die Einschnürung, welche die überknorpelte Gelenkfläche direct umgiebt und an welche sich die

Kapsel inseriert. Die Fracturen entstehen häufiger durch directe als indirecte Gewalt und sind als reine Brüche im anatomischen Halse jedenfalls selten. Bei der Mehrzahl muss angenommen werden, dass die Fracturlinie nicht vollständig innerhalb der Kapsel verläuft, sondern der Bruch, wenn auch zum kleineren Teil, auch extracapsulär, d. h. im chirurgischen Halse liegt. Wenn nur der überknorpelte Teil abbräche, so müsste Nekrose desselben eintreten, da er nicht ernährt würde. Wenn durch die, nach entstandener Fractur, fortwirkende Gewalt der Kopf zwischen die Tubercula in die spongiöse Substanz getrieben wird, so nennt man diesen Bruch einen eingekeilten. Hierbei brechen die Tubercula in grösserer oder geringerer Ausdehnung gewöhnlich mit ab.

Die Symptome sind in der Regel nicht sehr ausgesprochen, weil die Dislocation entweder ganz fehlt, oder nur in sehr geringem Grade vorhanden ist. Besteht Einkeilung, so ist auch abnorme Beweglichkeit und Crepitation nicht nachzuweisen. Es wird daher genug Fälle geben, in denen bei einer subcutanen Fractur des Collum anatomicum die Diagnose zweifelhaft bleibt; denn auch die Erscheinungen bei activen und passiven Bewegungen geben keinen unzweifelhaften Aufschluss über die vorliegende Verletzung. Man wird sich jedoch per exclusionem der richtigen Diagnose so weit nähern können, um eine Luxation oder Fractura colli scapulae oder Fractura colli chirurgici (s. u.) auszuschliessen. Daraus ergiebt sich, dass eigentlich nur eine schwere Contusion der Schulter mit der in Rede stehenden Fractur verwechselt werden könnte, besonders wenn Einkeilung besteht*). Weitaus die Mehrzahl aller Brüche des oberen Endes des Humerus sind

b) Fracturen des Collum chirurgicum.

Man versteht unter dem chirurgischen Halse den Teil des Knochens, der im Bereiche der Tubercula liegt, über der Insertionsstelle des M. teres major (Spina tuberc. min.).

---

*) Da die Behandlung aller Oberarmbrüche im wesentlichen eine gleiche ist, so soll ihre Besprechung zusammen am Ende des Paragraphen folgen.

Die Ursachen können sowohl directe als indirecte sein und es scheint, dass bei den ersteren eher Quer-, bei den letzteren eher Schrägbrüche erfolgen.

Fig. 10.

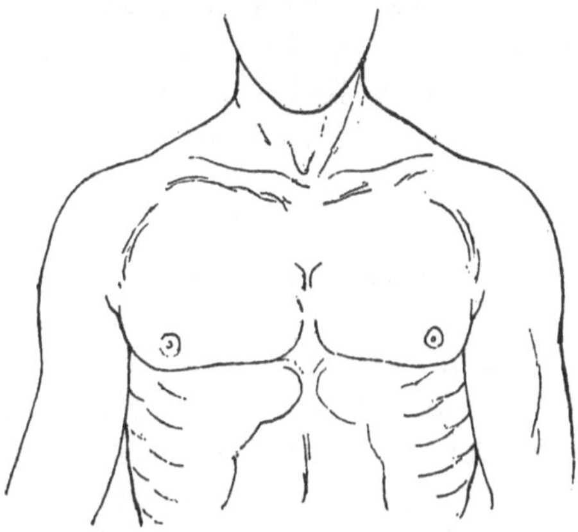

Fractura colli chirurgici humeri dextri.

Die Symptome sind stets deutlicher ausgesprochen, als bei den Fracturen des anatomischen Halses, weil die Dislocation sehr charakteristisch ist. Das untere Fragment ist nach innen und oben verschoben. Durch die in Folge dessen bedingte Spannung des M. deltoideus erscheint die Schulterwölbung geringer als auf der gesunden Seite und wenig oberhalb der Ansatzstelle des genannten Muskels findet man eine flache Furche. Auch bei Querbrüchen ist die Verschiebung des Diaphysen-Fragments nach innen die Regel. Wenn Einkeilung vorhanden ist, so findet dieselbe gewöhnlich in der Art statt, dass das untere Fragment in das obere gedrängt ist, wodurch gleichzeitig eine Tuberkel-Fractur entstehen kann. In Folge der Dislocation ist es fast immer möglich Crepitation und abnorme Beweglichkeit nachzuweisen. In einer erheblichen Anzahl von Fällen gelingt es die Crepitation nicht nur durch Rotation des Armes zu fühlen, sondern auch sehr deutlich durch Bewegungen in der Längsrichtung desselben, dadurch, dass man bei bestehender Schrägfractur das untere Fragment am oberen verschiebt, wobei man letzteres durch breites Umfassen der Schulter von vorn nach hinten, oder von der Achselhöhle aus möglichst zu fixieren bestrebt ist.

Die Verkürzung des Armes schwankt je nach der Grösse der Dislocation, kann ganz fehlen, oder nach *Schüller* drei bis vier Ctm. betragen. Die activen Bewegungen des Armes können beim eingekeilten Bruch in geringem Grade erhalten sein, sind aber natürlich bei einer losen Fractur ganz aufgehoben.

Aus einer Zusammenstellung der genannten Symptome ergiebt sich, dass dieselben viel Aehnlichkeit haben mit denen der Lux. humeri nach vorn und innen, dass also zur sicheren Diagnose die Unterschiede beider Verletzungen genau gekannt sein müssen. Die wesentlichste Differenz ist die freie und leichte passive Beweglichkeit bei einer losen Fractur, gegenüber der starren Unbeweglichkeit bei Luxation. Ferner gelingt es, falls der Bluterguss nicht zu erheblich ist event. mit Benutzung der Narkose meist deutlich Crepitation bei der Fractur nachzuweisen, die, zusammengehalten mit der leichten passiven Beweglichkeit, nicht leicht mit dem Reiben verwechselt werden kann, welches entsteht, wenn man den verhältnissmässig schwer beweglichen luxierten Kopf am Pfannenrande hin und her rotiert. Bei der Verrenkung ist weiterhin unter dem Acromion stets eine tiefere Einsenkung der Weichteile zu constatieren, als bei der Fractur (cfr. Fig. 8 pag. 62) und endlich gelingt es bei dem losen Bruch durch Extension und Druck auf das Diaphysen-Fragment von der Achselhöhle aus relativ leicht die Deformität auszugleichen; bei der Luxation dagegen nur schwer und mit kunstgerechter Anwendung bestimmter Regeln. Ist aber die Luxation eingerichtet, so bleiben die normalen Formen bestehen, während sie sofort wieder verschwinden, wenn bei der Fractur die extendierende und abducierende Hand entfernt wird.

Handelt es sich um einen eingekeilten Bruch, so gilt das Gesagte natürlich nicht in seiner ganzen Ausdehnung. Die Verkürzung des Armes bei Fractur wird gegenüber der Verlängerung bei Luxation mehr in die Augen fallen. Den eingekeilten Bruch behufs Sicherung der Diagnose gewaltsam in einen losen zu verwandeln, ist nicht erlaubt.

Grosse Schwierigkeiten werden oft dem Erkennen entgegengestellt, wenn neben der Fractura colli eine Luxation besteht. Dieselbe tritt in der Mehrzahl der Fälle nach vorn ein und ist wohl stets die primäre Verletzung (*König*), indem auf den luxierten Humerus die Gewalt noch weiter einwirkt und eine Fractur erzeugt.

Ist gleich anfangs die Luxationsstellung des Kopfes nachzuweisen und steht dabei der Arm nicht in starrer Abduction, sondern hängt schlaff am Thorax herab, so wird man mit Recht eine Combination beider Verletzungen vermuten und die leichte Beweglichkeit zusammen mit deutlicher Crepitation werden die Diagnose sichern. Ist aber bereits hochgradige Schwellung der Weichteile eingetreten, so können die Symptome der Luxation so undeutlich sein, dass nur eine Wahrscheinlichkeits-Diagnose zu stellen ist. Um so mehr, als das Diaphysenende gegen die Cavitas glenoidalis dislociert sein und also dann die Abflachung des Deltoideus entweder ganz fehlen oder doch nicht erheblicher vorhanden sein kann, wie bei der isolierten Fractura colli chirurgici. Genauste Untersuchung in der Narkose ist daher in diesen fraglichen Fällen durchaus Bedingung.

Die Prognose ist für diese Verletzungen quoad restitutionem ad integrum schlecht; denn erstens gelingt es leider nicht immer die Luxation zu reponieren. Es bildet sich, selbst wenn der Bruch heilt, ein neues Gelenk nach innen von dem normalen, oder zweitens, wenn die Fractur nicht consolidiert, eine Nearthrose am Diaphysenende des Humerus. Normale Bewegungen können dann also nicht wieder eintreten und die spätere Gebrauchsfähigkeit des Armes wird von der Straffheit des neugebildeten Bindegewebes abhängen (cfr. Therapie).

Auch gleichzeitige Nerven- und Gefässzerreissungen oder Quetschungen können die Prognose sehr erheblich verschlechtern, indem sie Gangrän oder Druck-Lähmungen bedingen.

c) Isolierte Brüche des Tuberculum majus.

Nach den von *Robert Smith* mitgeteilten Fällen scheint die Fractur des Tubercul. maj. nur zugleich mit einer Luxation (in der Regel nach vorn) vorzukommen. *König* giebt hierfür die anatomische Erklärung, dass dieselbe Ursache, welche die Verrenkung nach vorn hervorruft, auch den Bruch des Tubercul. herbeiführt; nämlich die zuweilen dabei eintretende starke Spannung der sich an das Tubercul. maj. inserierenden Muskeln: Supraspinatus, Infraspinatus und Teres major. Er ist daher der Ansicht, dass es sich hier um sog. Rissbrüche handelt. — Die qu. Fracturen sind jedoch auch ohne Luxation beobachtet worden.

Die Dislocation erfolgt meist nach oben und aussen, so dass man bei Druck unterhalb des Acromions eine harte, bewegliche Hervorragung fühlen kann. Ist keine Luxation vorhanden, so erscheint der Humerus von vorn nach hinten verbreitert. Da der Ansatzpunkt für die Auswärtsroller fehlt, so ist der Oberarm nach innen rotiert.

2. Brüche der Diaphyse.

Die Brüche des Humerus-Schaftes sind relativ häufig beobachtete Verletzungen, können auf directe oder indirecte Weise entstehen und auch Folge von Muskelzug sein (z. B. beim Fechten). Ihr Verlauf ist in der Mehrzahl ein querer oder schräger, jedoch sind auch Längsfracturen gesehen worden. Bei Einwirkung grosser, mit breiter Fläche treffender Gewalten oder bei Schussverletzungen resultieren auch Splitterbrüche.

Symptome und Diagnose. Die Dislocation wird natürlich abhängig sein von der Richtung der Fracturebene. Sie kann bei queren Brüchen unterhalb des Ansatzes des M. deltoideus fehlen und erst eintreten, wenn der Patient versucht den Arm zu abducieren. Dann zieht der Deltoideus das obere Fragment nach aussen und oben, während das untere incl. Vorderarm senkrecht herabhängt. Dadurch wird eine Dislocatio ad axin mit einem nach innen offenen Winkel herbeigeführt. Je schräger die Bruchlinie verläuft, desto mehr wird die Dislocatio ad longitudinem cum abbreviatione hervortreten. Hierzu kommen eigentlich alle übrigen im allgemeinen Teil genannten Symptome eines Bruches in mehr weniger vollständigem Grade, sodass die Diagnose kaum je auf Schwierigkeiten stossen wird.

Es darf nicht unerwähnt bleiben, dass auch complicierende Verletzungen der grossen Gefässe und Nerven beobachtet worden sind. Fehlender Radialis-Puls deutet auf Verletzung der Art. brachialis und Lähmungen auf Verletzung der Nerven. In letzterer Hinsicht ist besonders bei Fracturen im unteren Drittel auf die Lähmung des N. radialis hinzuweisen. Dieselbe kann auch erst während der Heilung der Fractur auftreten u. z. durch Callusmassen bedingt, welche den Nerven umwachsen. Die operative Entfernung des Callus wirkt hier heilend.

Die Heilung tritt je nach dem Alter der Patienten in ca. 3—6 Wochen ein. Es sind jedoch, besonders bei sehr schräg verlaufenden Brüchen in Folge von Muskel-Interpositionen auch Pseudarthrosen, und zwar relativ oft, beobachtet worden. Dass die genannten Complicationen einen wesentlichen Einfluss auf die Prognose ausüben, liegt auf der Hand. Gangrän und Lähmungen können die Heilung vereiteln, selbst das Leben gefährden.

3. Brüche am unteren Ende des Humerus.

a) Brüche oberhalb der Condylen mit Einschluss der sog. T-Fractur.

Die genannten Brüche können gleichfalls auf directem oder indirectem Wege vom Vorderarm aus entstehen und verlaufen meist in querer Richtung. Sie sind häufig im kindlichen Alter beobachtet. Die indirecten Fracturen erfolgen meist durch Fall auf die Hand bei ausgestrecktem Arm. Bei der dabei zu Stande kommenden Hyperextension im Ellbogengelenk kann nach *Volkmann*'s Experimenten das Olecranon die Condylen von hinten her abbrechen, ohne gleichzeitige Luxation des Vorderarms nach hinten. In einer nicht geringen Anzahl sind die Brüche oberhalb der

Condylen Gelenkfracturen, weil die Bruchlinie meist, wenigstens teilweise, innerhalb der Kapsel verläuft. Sowohl die Fossa

Fig. 11.

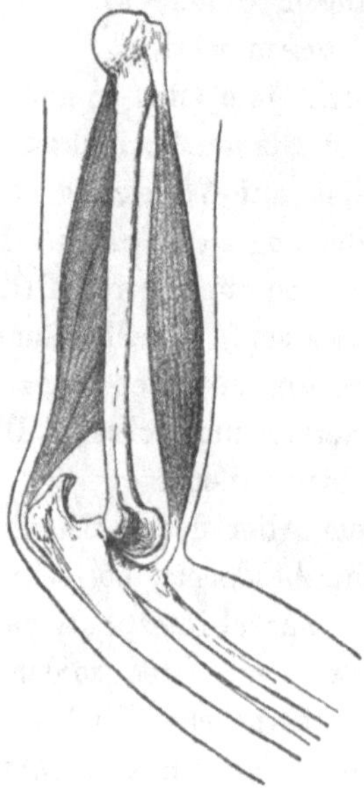

Lux. antebrachii.

Fig. 12.

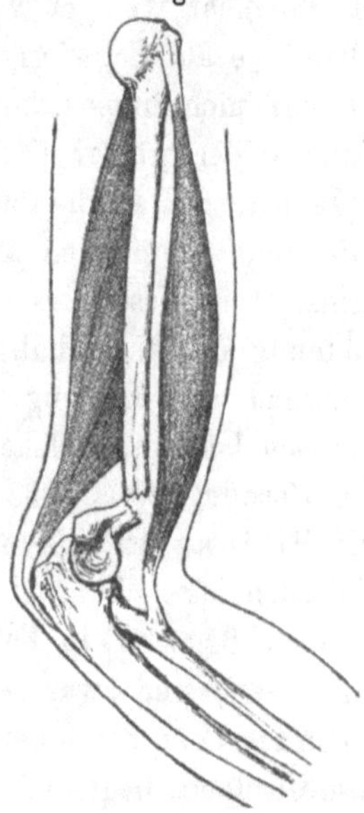

Fract. humeri supracondyl.

intercondylica ant. wie post., so wie auch die mediale Fläche des Proc. cubitalis fallen noch mit in die Höhle des Gelenks.

Die Symptome sind in der Regel deutlich ausgesprochen durch die charakteristische Dislocation des unteren Fragments incl. Vorderarm nach hinten. Durch den Zug des Triceps wird nämlich der Unterarm und mit ihm das kurze Condylen-Fragment nach hinten und oben dislociert, während die Bruchfläche des Diaphysen-Fragments in die Ellbogenbeuge hervorspringt. Der Arm steht in Folge der Biceps-Wirkung in stumpfwinkliger Flexion. Diese pathologische, aus der Dislocatio ad axin resultierende Stellung kann leicht zu einer Verwechselung mit einer Lux. antebrachii nach hinten Veranlassung geben.

Die Differential-Diagnose stützt sich auf die Längenunterschiede der beiden Oberarme, auf die sehr deutliche Crepitation, auf die bei Fractur leichte Möglichkeit, normale Formen wieder herzustellen und auf den Verlauf der Gelenklinie, welche bei rechtwinklig flectiertem Ellbogen durch die Mitte beider Condylen gelegt, die Spitze des Olecranon tangiert. Nimmt man dazu die Möglichkeit der Fixation des Condylenendes zwischen den Fingern und die in Folge dessen leicht hervorzurufende abnorme Beweglichkeit, so wird die Diagnose verhältnissmässig leicht zu stellen sein. Erhebliche Schwellung der Weichteile oder ein grosser Gelenkerguss können aber trotzdem, besonders dem Ungeübteren noch viel Schwierigkeiten über die Art der Fractur bereiten, selbst wenn es ihm gelingt die Luxation sicher auszuschliessen, da auch Fälle mit geringer Dislocation nicht zu den Seltenheiten gehören. Oft besteht nämlich, zugleich mit der Querfractur oberhalb der Condylen, noch eine zweite Fractur oder Fissur, welche senkrecht zum Querbruch, zwischen beiden Condylen, also parallel der Längsaxe des Humerus, ins Gelenk hinein verläuft und so zur Bildung einer sog. T-Fractur Veranlassung giebt. (Fract. condylo-intercondylica *Hueter*'s.) Bezüglich der Aetiologie dieser Brüche kommt *Madelung* nach Leichen-Experimenten zu der Ansicht, dass das keilförmig gestaltete Olecranon die Condylen auseinandertreibe, wenn eine Gewalt auf dasselbe einwirkt.

Als ein oft vorhandenes Symptom giebt *König* die Verbreiterung des Gelenkes an, wenn das Diaphysen-Fragment zwischen die von einander getrennten Condylen getreten ist. Jedenfalls liegt stets ausgiebige Crepitation und abnorme Beweglichkeit vor, besonders, wenn es gelingt, beide Condylen gegen einander zu verschieben.

b) und c) Brüche der Epicondylen und Condylen.

Ueber die bei Kindern sehr häufigen Brüche der Epicondylen hat insofern früher manche Unklarheit geherrscht, als man, wie *Hueter* betont, bei der Bezeichnung Fractur des Condylus int. oder ext. nie genau wusste, ob damit ein Bruch des extracapsulär liegenden Epicondylus gemeint war, oder des betreffenden Teils des überknorpelten Gelenkendes. Liegen wirklich nur isolierte Absprengungen der Epicondylen vor, so hat die Fractur mit dem Gelenk nichts zu thun. Da jedoch die Erfahrung gelehrt hat, dass nach den, wie schon gesagt, bei Kindern so häufigen derartigen Brüchen verhältnissmässig oft und lange Gelenksteifigkeit folgt, so ist wohl die Annahme gerechtfertigt, dass die Fracturlinie in der Mehrzahl mehr weniger weit in das Gelenk eindringt. Es kann andrerseits nicht geleugnet werden, dass auch bei rein extracapsulären Fracturen durch einen Bluterguss ins Gelenk und folgende Synovitis hyperplastica (*Hueter*) langdauernde Ankylosen zurückbleiben können.

Oefter als der Epicondylus ext. bricht der internus ab, wohl weil er der weiter hervorragende ist.

Die Symptome sind verschieden, je nachdem es sich um eine reine Fractur der Epicondylen oder um eine in das Gelenk gehende handelt. Im ersteren Falle besteht eine mehr weniger deutliche Verschiebung des abgebrochenen Knochenstückes und es gelingt nicht selten Crepitation und abnorme Beweglichkeit nachzuweisen, im zweiten Falle gesellen sich häufig pathologische Gelenkstellungen hinzu. Diese sind dadurch veranlasst, dass bei Bruch des Condyl. ext. für den Vorderarm die Stütze an der Aussenseite, bei Bruch des Condyl. int. an der Innenseite fehlt. In Folge dessen können sich unvollständige oder auch vollständige Luxationen des Vorderarms entwickeln. Liegt eine derartige Complication vor, so kann es besonders bei gleichzeitiger erheblicher Weichteilschwellung und starkem Gelenkerguss oft schwer sein die Diagnose der Fractur sicher zu stellen. Man kann letztere als sehr wahrscheinlich annehmen, wenn die durch Extension reponierte Luxation sofort nach dem Aufhören des Zuges wiedereintritt. Auch gelingt es wohl Crepitation nachzuweisen, während der Arm in Extension gehalten wird. Die Dislocation ist bei weitem nicht in allen Fällen deutlich vorhanden.

Bezüglich der Prognose gilt das im allgemeinen Teil über die Gelenkfracturen Gesagte, wenn ein Condylenbruch vorliegt. Zu der Gelenksteifigkeit können dauernde Subluxations-Stellungen treten und so die Gebrauchsfähigkeit des Ellbogengelenks sehr erheblich leiden. In praxi ist es bei den in Rede stehenden Brüchen daher stets zu empfehlen den Kranken resp. dessen Angehörige von vornherein darauf aufmerksam zu machen, dass selbst im günstigsten Fall nach der Abnahme des Verbandes noch Wochen selbst Monate vergehen können, ehe freie normale Beweglichkeit (besonders nach der Beugeseite hin) wiedereintritt (cfr. Therapie).

Dass Gefäss- und Nerven-Verletzungen (N. ulnaris!) die Prognose wesentlich zu verschlechtern im Stande sind, leuchtet von selbst ein.

4. Epiphysen-Trennungen.

Sie sind im Ganzen selten bei Kindern bis etwa zum 12. Lebensjahre beobachtet, entweder durch directe Gewalt, z. B. bei Fall auf das untere Humerus-Ende oder durch indirecte, bei Fall auf die ausgestreckte Hand. Am Humerus-Kopf sind sie als Erzeugnisse der bei schweren Geburten notwendigen Manipulationen gesehen.

Die Diagnose baut sich auf ziemlich denselben Symptomen auf wie bei Erwachsenen; nur sind die Zeichen weniger deutlich ausgesprochen.

Die Therapie aller Fracturen des Humerus

hat, abgesehen von den im allgemeinen Teil gegebenen Vorschriften, das Gemeinsame, dass stets der ganze Arm durch den Verband fixiert werden muss, wenn irgendwo eine vollständige Continuitätstrennung des Humerus vorliegt; und zwar incl. Handgelenk und wenn möglich bei rechtwinkliger Flexion des Ellbogengelenks, sowie in halber Pro- und Supinations-Stellung des Vorderarms.

Bei Brüchen des chirurgischen Halses ist es erforderlich das Schultergelenk mit zu fixieren, um auf das obere Fragment möglichst ausreichend einwirken zu können. Legt man eine Gypshanfschiene an, so ist das Verfahren folgendes: Dem auf einem festen Stuhle sitzenden Patienten fixiert ein zur Seite knieender

Assistent den wenig abducierten Arm so, dass er an dem rechtwinklig flectierten Ellbogen mit der einen Hand (zwei Finger von

Fig. 13.

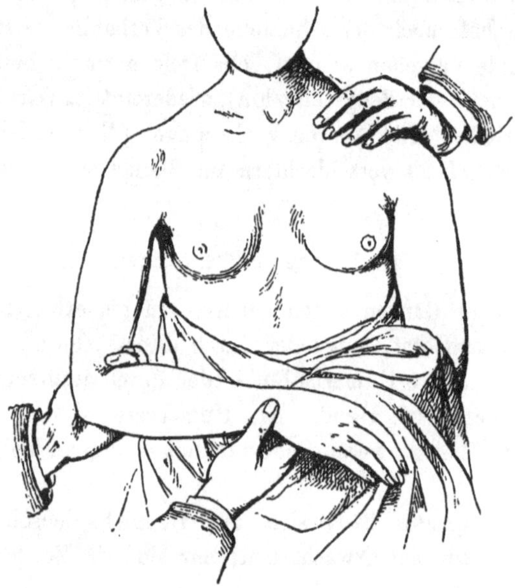

innen her einhakend) einen Zug nach unten ausübt, um die Dislocatio ad longitudinem und ad axin auszugleichen. Die andere Hand hält die Hand des Patienten, dessen Vorderarm in halber Pro- und Supination steht. Lag etwa noch eine Dislocatio ad peripheriam vor, so ist dieselbe durch Rotation zu beseitigen, bis der Condylus ext. unter der Spitze des Acromions steht. — Ein zweiter Assistent fixiert die Schulter der gesunden Seite, weil sie vom Patienten a tempo gehoben wird, wenn ihm die Extension am kranken Arm Schmerzen bereitet und weil dadurch der Zug an dem Arm der kranken Seite illusorisch wird, denn ihn senkt der Patient in demselben Grade wie er den gesunden hebt. — In dieser Stellung wird der Verband angelegt. Er beginnt mit einer Schulterkappe, welche von der Fossa infraspinata bis in die Fossa infraclavicularis reicht, verläuft dann an der lateralen Seite des Oberarms bis zum Ellbogengelenk, geht von hier zur dorsalen Seite des Vorderarms und der Hand und endigt in der Höhe der Metacarpo-Phalangeal-Gelenke. Nach Fertigstellung des Verbandes bringt man, während er noch feucht und gerade biegsam ist, den Arm in Adduction, sodass er am Thorax anliegt, mit einer Hand zugleich die Schulterkappe sanft andrückend. Nach sorgfältiger Wattepolsterung der Achselhöhle, der Ellbogenbeuge und des Epicondylus int. legt man Flanellbindentouren um und befestigt die Schulterkappe durch eine Spica humeri.

Legt man einen circulären Gypsverband an, so ist darauf zu achten, dass er nicht zu hoch in die Achselhöhle hinauf reicht. Letzteres kann sehr leicht passieren, da während der Anlegung der Arm in Abduction gehalten werden muss, einmal wegen event. Ausgleichung der Dislocation, ferner um die Binde zwischen ihm und dem Thorax hindurch führen zu können. Wird dann, vor dem vollständigen Erhärten des Verbandes, der Arm in Adduction gebracht, so kann leicht ein intensiver Druck in der Achselhöhle ausgelöst werden; event. ist dann dort ein Stück des Gypsverbandes herauszuschneiden.

Ist zur Adaptation der Fragmente die Abduction nicht erforderlich, so ist eine Gypshanfschiene dem circulären Verbande stets vorzuziehen, weil bei ersterem überhaupt keine Entfernung des Armes vom Thorax nothwendig ist. Es versteht sich von selbst, dass auch anderes Material zu den Schienen verwendet werden kann, wie z. B. dicke Pappe, welche in heissem Wasser erweicht wird und später, erhärtet, eine genaue passende Schiene bildet, oder präparierter Filz, Guttapercha u. a. Wegen seiner raschen Erhärtung ist jedoch der Gypsverband stets vorzuziehen. Beim Bruch im Collum anatomicum ist der Verband derselbe.

Die Behandlung der Diaphysen-Fracturen weicht in nichts von dem oben Gesagten ab. Es kommt die Anwendung des *Middeldorpf*'schen Arm-Triangels hierbei als rationelles Verfahren hinzu. Die Basis des Dreiecks kommt an den Thorax zu liegen, Ober- und Unterarm dagegen werden über die Seiten bandagiert. Dadurch wird der Humerus in Abduction erhalten und zugleich am unteren Fracturende Extension ausgeübt. Die letztere hat man auch allein zur Behandlung empfohlen und es sind besonders von amerikanischen Aerzten eigene Apparate dazu construiert worden. Ich bin überzeugt, dass die weit bequemeren oben genannten Verfahren stets genügen werden.

Bei den mit Luxation verbundenen Fracturen des chirurgischen Halses ist, wenn die Reposition nicht gelingt, der Verband in gleicher Weise anzulegen, um für das obere Ende des unteren Fragmentes die Bildung eines neuen Gelenks zu ermöglichen. Sollte der in der Achselhöhle oder unter dem Proc. coracoideus stehende Kopf nachteilige Folgen auf die Innervation oder Circulation des Armes ausüben, so wäre die Resection des Caput humeri angezeigt.

Was schliesslich die Fracturen am unteren Ende betrifft, so tritt hier mehr, als bei den bisher besprochenen Brüchen, die Behandlung während der Heilung, resp. die Nachbehandlung in den Vordergrund. Es liegen hier in vielen Fällen Gelenkfracturen vor und ist deshalb bei Zeiten mit passiven Bewegungen zu beginnen. Ist eine reine Querfractur oberhalb der Condylen sicher constatiert, so wird nach vollständiger Ausgleichung der Dislocation der Verband in rechtwinkliger Stellung des Ellbogengelenks angelegt. Derselbe hat, sowohl das Schulter- wie das Handgelenk, mit zu fixieren. Bei den Gelenkfracturen dagegen gilt im Allgemeinen, dass bei Kindern der erste Verband ca. 1½ bis 2 Wochen, bei Erwachsenen ca. 2½ bis 3 Wochen liegen bleiben und dann mit den passiven Bewegungen begonnen werden soll. Bei Gelegenheit des 17. Chirurgen-Congresses hat *Lauenstein**) seine Erfahrungen über die Behandlung der Fracturen in das Ellbogengelenk mitgeteilt und ist durch das Studium an einschlägigen Präparaten zu der Ansicht gelangt, dass stets die primäre Streckstellung des Gelenkes der bisher allgemein üblichen rechtwinkligen Beugestellung vorzuziehen sei. Die so häufig nach den Ellbogen-Fracturen beobachteten Difformitäten wie

*) Verhandlungen der deutschen Gesellschaft f. Chirurgie. 1888. 17. Congress. II pag. 86.

Cubitus varus und valgus sind nach *Lauenstein* lediglich Folge der primären Beugestellung.

Liegen gleichzeitig Verletzungen der grossen Gefässe und Nerven vor, so wird die Behandlung symptomatologisch sein müssen.

Für die Fracturen der Condylen und Epicondylen ist der Verband gleichfalls in rechtwinkliger Stellung des Gelenks anzulegen und hat bei Bruch der ersteren, Schulter und Handgelenk mit festzustellen.

Trotz sorgfältiger und ganz lege artis geleiteter Behandlung, bleiben besonders bei Kindern oft noch sehr lange nach Heilung der Fractur Bewegungsbeschränkungen bestehen. Besonders kehren vollständige Streckung und Beugung häufig erst nach verhältnismässig langer Zeit wieder. Zur Behandlung der Epiphysen-Trennungen hat *Helferich* im Anschluss an einen Fall von traumatischer Epiphysen-Trennung des Humeruskopfes die operative Eröffnung des Gelenks empfohlen mit folgender Aneinanderbefestigung der Knochenenden vermittelst einer genügend langen Stahlnadel.

---

§ 11. Vorderarmbrüche.

Man unterscheidet:

I. Brüche beider Knochen.
II. Brüche eines Knochens.

I. Die Brüche beider Knochen

sind meist directe, entstanden durch Schlag oder Fall auf den Arm. Sie sind verhältnismässig oft beobachtet, werden jedoch bezüglich ihrer Häufigkeit übertroffen von den später zu besprechenden isolierten Fracturen des Radius dicht oberhalb des Handgelenkes. Ihr Sitz ist in der Mehrzahl das mittlere Drittel, woselbst beide Knochen in gleicher Höhe brechen können oder auch der eine höher als der andere.

Besonders bei Kindern (zumal rachitischen) sind unvollständige Fracturen (Infractionen) nicht selten beobachtet.

Die Symptome sind für die vollständige Fractur stets ziemlich deutlich ausgesprochen, weil selten die Dislocatio ad axin fehlt, der Bruchschmerz deutlich nachweisbar ist und auch abnorme Beweglichkeit, wie Crepitation sich meist unschwer constatieren lassen. Bei Infractionen fehlen die beiden letzten Symptome, aber es ist fast in allen Fällen eine, wenn auch nur geringe Ausbiegung des Armes meist nach der Volarseite hin bemerkbar. Denn die Gewalten wirken häufiger von der Dorsalseite her und biegen dadurch die Knochen nach unten aus. Bruchschmerz, Sugillationen, Weichteilschwellung werden zur Sicherheit der Diagnose beitragen. Liegt die seltnere Fractura antibrach. indirecta durch Fall auf die gestreckte Hand vor, so entspricht die Dislocation meist der normalen Krümmung der Knochen, d. h. es besteht eine Ausbiegung, deren Convexität dorsalwärts liegt. Es ist weiterhin eine Verschiebung der Fragmentenden nach dem Zwischenknochenraum nicht selten vorhanden, deren Kenntniss für Prognose und Therapie von hoher Wichtigkeit ist.

Die im Allgemeinen gute Prognose kann nämlich dadurch getrübt werden, dass sich zwischen den im Spatium interosseum nahe aneinander liegenden Fragmenten der Radius und der Ulna ein brückenförmiger Callus bildet und dadurch später die Pro- resp. Supination behindert wird. *Volkmann* sah das zum Teil verknöcherte Lig. interosseum zum Hinderniss für die genannten Bewegungen werden. Aus diesen Beobachtungen geht hervor, dass die Therapie besonders sorgfältig bemüht sein muss, die adaptierten Fragmente in Retention zu erhalten. Bei der Mehrzahl der Fracturen gelingt dies dadurch, dass man den Arm in fast voller Supination bandagiert. Die vornehmlich in früherer Zeit nach der Heilung oft beachtete Beschränkung der genannten Bewegungen führte man allgemein zurück auf einen zwischen den beiden Knochen gewucherten Callus. In Folge dessen legte man bei der Bandagierung einen grossen Wert darauf, Ulna und Radius von einander zu entfernen. Man drückte durch sogenannte graduierte Compressen die Weichteile in das Spatium interosseum hinein und legte darüber den Verband an. Die Untersuchungen *Volkmann*'s haben aber gelehrt, dass durchaus nicht immer eine Synostose die genannten Bewegungshindernisse hervorruft, sondern, dass der Grund, vielleicht sogar in der Mehrzahl der Fälle, in der Dislocatio ad axin und Heilung in derselben liegt. Ist es gelungen die Verschiebung ganz zu beseitigen, was in voller Supinations-Stellung eintritt, so wird auch ein vollständig brauchbarer Arm erzielt werden. Da jedoch in praxi wegen der Weichteilschwellung und Sugillation unter den oft dicken Muskeln die Stellung der Fragmente nicht immer genau zu bestimmen ist, so gilt auch hier die Regel derartige Brüche in Supination zu bandagieren. Die Schiene beginnt in der Mitte des Oberarms und reicht bei rechtwinkliger Stellung des Ellbogengelenks bis zu den Metacarpophalangeal-Gelenken.

II. Brüche eines Knochens.

A. Brüche der Ulna.

a) Bruch des Olecranon.

Die Fractur des Olecranon erfolgt zumeist durch directe Gewalt, jedoch führt *Malgaigne* einige Beobachtungen an, in denen es sich um Rissfracturen durch Zug des M. triceps gehandelt haben soll. Der Bruch liegt in der Mehrzahl der Fälle in querer Richtung und nach *Hamilton* gewöhnlich zwischen der Spitze und der Basis.

Das Haupt-Symptom richtet sich nach der Dislocation. Dieselbe kann so gut wie ganz fehlen, wodurch die Diagnose, besonders bei gleichzeitiger starker Schwellung des Gelenkes, erschwert werden kann. Ist jedoch eine mehr weniger ausgesprochene Diastase der Fragmente vorhanden, so gelingt es leicht das abgebrochene Stück zu verschieben und den Spalt zu palpieren. Bei geringer Entfernung der Bruchflächen von einander und der Möglichkeit dieselben in Berührung zu bringen, lässt sich deutliche Crepitation hörbar und fühlbar machen. Nach der Grösse des Zwischenraums richtet sich weiterhin die Fähigkeit des Patienten den Arm activ zu strecken. Dies wird um so weniger ausführbar sein, je grösser die Entfernung ist.

Die Prognose hängt davon ab, ob es gelingt eine knöcherne Verheilung zu erzielen, oder ob sich eine Pseudarthrose entwickelt. Im ersteren Falle kann ein durchaus gutes Resultat erreicht werden, im letzteren bildet sich neben der gestörten Extensionsfähigkeit gewöhnlich auch noch eine Atrophie des Triceps aus.

Daraus geht hervor, dass es die Hauptaufgabe der Therapie sein muss, die Adaptation der Fragmente zu erzielen und zu erhalten, denn es steht der Bildung eines fest verbindenden knöchernen Callus eine mangelhafte Berührung beider Bruchflächen sicher im Wege. Aus diesem Grunde hat *Lauenstein**) dringend empfohlen die Behandlung stets mit der Punction des Ellbogengelenks zu beginnen, dadurch den Bluterguss zu entleeren und den dann leicht möglichen Contact der Bruchflächen herbeizuführen. *Lauenstein* legt darauf Heftpflasterstreifen in Spiraltouren um den gestreckten Arm bis zur völligen Heilung. A priori am nächsten wird man ohne Punction und ohne Apparate die Fragmente an einander bringen durch volle Streckung des Arms, in welcher Stellung auch die Extremität anfänglich immer bandagiert werden muss. Die Annäherung und Retention des oberen Fragmentes lässt sich dabei unterstützen durch starke Heftpflasterstreifen, welche zum Teil parallel der Längsachse des Armes angelegt werden, zum Teil in der Form der Testudo inversa, jedoch ohne die Kreuzungen in der Ellbogenbeuge. Nach etwa 10 Tagen wird ein neuer Verband in stumpfwinkliger und nach weiteren 8 bis 10 Tagen in rechtwinkliger Stellung des Gelenks gemacht.

Für die Adaptation auf operativem Wege ist neben der *Malgaigne*'schen Klammer die Knochennaht empfohlen und mit Erfolg ausgeführt worden. Letzteres besonders, nach *König*'s Erfahrungen, bei frischen Fracturen. Selbstverständlich darf die

---

*) Centralblatt f. Chirurgie 1885 No. 33.

Operation nur unter Anwendung strengster Antisepsis vorgenommen werden.

Die Nachbehandlung hat durch geeignete passive Bewegungen die Functionsfähigkeit zu fördern.

b) Bruch des Proc. coronoideus.

Von den Fracturen des Proc. coronoideus glaubte man früher, dass sie nur zugleich mit einer Luxation des Vorderarms nach hinten vorkämen. Leichenexperimente haben jedoch unzweifelhaft festgestellt, dass bei Fall auf die Ulnarseite der Hand und stumpfwinklig flectiertem Ellbogengelenk der genannte Bruch allein eintreten kann und zwar am häufigsten an der Spitze, nicht an der Basis des Fortsatzes.

Die Symptome sind, wenn die Luxation fehlt und es nicht gelingt das abgebrochene Stück zu fassen und zu dislocieren, so wenig ausgesprochen, dass man sich in vielen Fällen mit einer Wahrscheinlichkeits-Diagnose wird zufrieden geben müssen. Besteht zugleich eine Verschiebung des Vorderarms nach hinten, so wird die Tendenz zum Wiedereintritt derselben nach ihrer durch Extension bewirkten Reposition bei Nachlass des Zuges, für das Vorhandensein eines gleichzeitigen Bruches des Proc. coronoid. sprechen. Die Bewegungen sind sowohl activ wie passiv beschränkt.

Die Behandlung erfordert Ruhigstellung des Gelenks in rechtwinkliger oder spitzwinkliger Flexion. In letzterer Stellung wird man die Fragmentflächen am nächsten aneinander bringen. Ist anfänglich die Schwellung des Gelenks zu gross, so wird man zuerst nur rechtwinklige, später spitzwinklige Beugung vornehmen. Der Verband muss Ober- und Unterarm fixieren. — Bildet sich eine Pseudarthrose aus, so bleibt die active Beugung des Ellbogengelenks wegen unzulänglicher Wirkung des M. brach. int. beschränkt.

c) Bruch der Diaphyse der Ulna.

Der Bruch des Schaftes der Ulna kommt in der überwiegenden Mehrzahl auf directem Wege zu Stande und zwar dadurch, dass ein nach dem Kopfe gezielter Hieb oder Schlag mit dem Arme pariert wird. Die Fractur ist, worauf besonders *Roser* aufmerksam gemacht hat, oft vergesellschaftet mit einer Luxation des Radius nach vorn. Dieselbe wird nach dem Bruche der Ulna, besonders an der Grenze des oberen und mittleren Drittels derselben, als secundäre Verletzung durch die weiter wirkende Gewalt erzeugt.

Die Symptome der Diaphysen-Fractur der Ulna sind je nach der Dislocation verschieden ausgesprochen. Besonders nach Einwirkung einer directen Gewalt kann die Verschiebung ad axin, nach dem Spatium interosseum hin, beträchtlich sein; sie kann aber auch so gut wie ganz fehlen. Gelingt es dann nicht durch Rotationsbewegungen Crepitation nachzuweisen, so wird die Diagnose nur aus der Schwellung, dem Schmerz event. aus der Art und Grösse der verletzenden Gewalt herzuleiten sein. Abnorme Beweglichkeit ist bei nicht zu stark musculösen Armen nicht selten leicht nachweisbar und die Erkenntniss des Bruches dadurch erleichtert, dass der ganze ulnare Rand des Knochens palpabel ist.

Die im Allgemeinen gute Prognose kann getrübt werden durch die Unmöglichkeit eine etwa sehr erhebliche Dislocatio ad axin vollständig zu beseitigen. Es bleiben deshalb Bewegungs-Störungen im Sinne der Pro- und Supination zurück.

Gewöhnlich aber ist die Reposition durch Extension oder directen Druck zu erreichen, resp. da die Verschiebung meist gering ist, überhaupt kein besonderes Repositionsmanöver notwendig.

Die anzulegenden Schienen oder der circuläre Gypsverband müssen das Ellbogen- und Handgelenk mit fixieren. Der Vorderarm steht in halber Supination.

d) Bruch des Proc. styloideus der Ulna.

Die genannte Fractur ist eine seltene Verletzung aber sowohl allein, als auch zusammen mit dem Bruch des Proc. styloid. radii beobachtet. Meist durch directe Gewalt entstanden, zeigt sich eine dieser entsprechende Dislocation. Abnorme Beweglichkeit ist nachzuweisen dadurch, dass man das nur von der Haut bedeckte Knochenstück dislocieren kann. Liegt die Fractur vor zugleich mit dem Bruch des Proc. styloid. radii*), so ist sie als eine Rissfractur aufzufassen, veranlasst durch den Zug des Lig. laterale ulnare. In der Regel tritt keine knöcherne Verheilung ein, sondern es bildet sich eine Pseudarthrose, die jedoch für die Gebrauchsfähigkeit der Hand kaum nachteilig ist.

Der Verband hat vom Capitulum radii bis zu den Metacarpophalangeal-Gelenken zu reichen.

B. Brüche des Radius.

a) Bruch dicht oberhalb des Proc. styloideus.

(Fract. radii typica. *Volkmann.*)

Als die weitaus wichtigste und häufigste aller Radius-Fracturen bespreche ich sie zuerst.

Die Untersuchungen *Collis'***) haben uns gelehrt, dass man die in Rede stehende Verletzung früher fälschlich als Luxation im Handgelenk gedeutet hat.

Die Fractur entsteht auf indirectem Wege und ist ein Rissbruch. Der Mechanismus ist folgender: Bei Fall auf die dorsalwärts flectierte und ausgestreckte Hand wird das starke Lig. carpi volare profundum***) heftig angespannt. Es reisst nun, wenn seine Elasticitäts-Grenze überschritten wird, nicht selbst, sondern den Proc. styloideus radii ab, ihn mit sich in Dorsal-Flexion ziehend. Zugleich wird nun durch die Schwere des fallenden Körpers das diaphysäre Fragment nach unten d. h. volarwärts getrieben und dadurch die dorsale Verschiebung des Proc. styloid. indirect vergrössert. Mit letzterem muss aber die Hand mitgehen, da sie ja nur mit dem Radius unmittelbar articuliert. In dieser Stellungs-

---

*) Cfr. pag. 90 u. 96.

**) Daher: *Collis'* Fracture der Engländer.

***) *Henle:* Die mächtige Bandmasse des Lig. carpi vol. profund. besteht aus 3 Abteilungen: Lig. c. v. p. arcuatum, radiatum und transversum. Alle drei verflechten sich vielfach mit dem Lig. c. v. proprium.

Veränderung liegt das wesentlichste Symptom der Fractur. Ausserdem besteht aber in der Mehrzahl der Fälle noch eine andere charakteristische Dislocation. Die Hand ist meist zugleich radialwärts verschoben, so dass der Proc. styloid. ulnae deutlicher als normal hervorspringt. Es wird hierfür allein der Grund in der Richtung der verletzenden Gewalt *(Hueter)* oder in der Wirkung der Schwere *(König)* gefunden. „Das Diaphysenstück dreht sich beim Bestreben den Boden zu erreichen nach innen, es stellt sich mit dem oberen Teil des Vorderarms in Pronation, während das untere Fracturende in mehr supinierter Richtung durch den Boden, auf welchen sich die Hand stützt, gehalten wird. Dabei rutscht die Diaphyse um etwas neben dem Epiphysenstück radialwärts vorbei." — Ich glaube, dass ausser diesen mechanischen Gründen auch anatomische hier eine Rolle spielen; ein Umstand, der mir durch eine Section nahe gelegt wurde.

Ich halte den Zug des Lig. interosseum und des M. pronator quadratus danach nicht für völlig unbeteiligt bei der Hervorbringung der genannten Dislocation. Beide können zusammen oder einzeln das centrale Ende des Epiphysen-Fragments nach dem Spatium interosseum ziehen, auch wenn die Fractur ganz dicht oberhalb des Gelenks liegt. Der M. pronator quadratus deckt das Radio-Ulnar-Gelenk, setzt sich also bis zum unteren Ende der Vorderfläche des Radius an. Durch diese Flächeninsertion können auch relativ wenige Fasern des Muskels eine verhältnissmässig grosse Gewalt auf das dann nur sehr kurze abgebrochene Ende entfalten. Das periphere Ende kann dem Zuge in das Spat. interosseum nicht folgen, da es fest an der Ulna anliegt, es muss also eine Drehung um eine verticale Achse machen, in dem Sinne, dass sich das centrale Ende nach der Ulna wendet, also folglich das periphere incl. Hand radialwärts. Dass der M. pronator quadr. an dem Zuge gegen die fest stehende Ulna beteiligt ist, obgleich keine Drehung der Hand im Sinne der Pronation erfolgt, halte ich deshalb für richtig, weil dieser Muskel durchaus nicht das ist, was sein Name sagt, sondern er zieht einfach direct in den Zwischenknochenraum; denn er setzt sich an die innere Fläche des Radius an, ist nicht um ihn herumgekrümmt, wie man es von einem Pronator erwarten müsste. *(Hyrtl.)*

Auch bei einem Fall auf den Handrücken, also bei stark volarwärts flectierter Hand kann eine Fract. radii oberhalb des Proc. styloideus entstehen, worauf *Linhart* zuerst hingewiesen

Fig. 14.

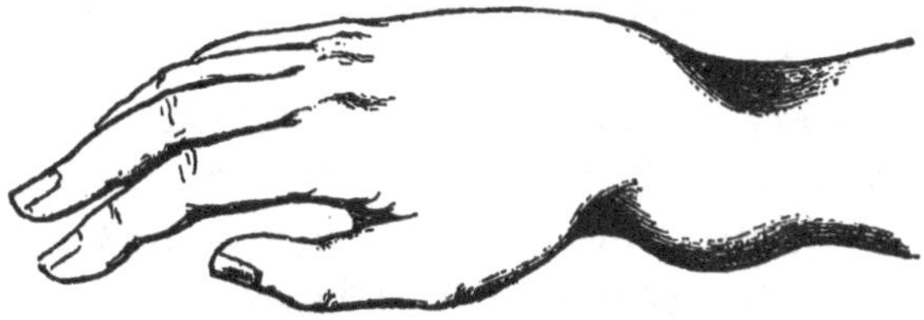

Fract. radii oberhalb des Proc. styloid

hat. Bei mehreren derartigen Brüchen, welche ich zu beobachten Gelegenheit hatte, war die Dislocation eine der oben beschriebenen entgegengesetzte. Die Hand ist volarwärts verschoben und bei meinen Patienten auch in radialer Richtung. Nach *Linhart* handelt es sich auch hier um eine Rissfractur, welche durch das Lig. carpi dorsale profundum *(Henle)* bewirkt wird.

Sei es nun, dass die in der Mehrzahl vorhandene dorsale Verschiebung der Hand mehr oder weniger ausgesprochen ist, stets zeigt sich, worauf *König* besonders aufmerksam macht, die normale, dorsale schwache Convexität der Weichteile oberhalb des unteren Radius-Endes ausgeglichen. Dagegen ist meist eine entsprechende Convexität an der Volarfläche vorhanden. Diese ist je nach der Grösse der Dislocation verschieden ausgeprägt.

In der genannten Formveränderung, die stets zu Vergleichen mit dem gesunden Arm auffordert, liegt ein wesentliches Hilfsmittel für die Diagnose; denn es gelingt in vielen Fällen nur schwer oder gar nicht, die bekannten objektiven Symptome nachzuweisen, zumal wenn etwa eine Einkeilung des Diaphysen- in das Epiphysen-Fragment besteht. Ist aber die abnorme Stellung der Hand nur einigermassen ausgesprochen, so genügt sie zur Diagnose, die bei einiger Uebung ausnahmsweise einmal schon par distance wird gestellt werden dürfen.

Die Prognose ist gut bei den einfachen Querbrüchen ohne Splitterung ins Gelenk. Sie wird aber leider noch heute dadurch sehr getrübt, dass in Folge Nichterkennens der Fractur die Behandlung falsch geleitet wird. Nur zu oft kommen Fälle in Behandlung des Fach-Chirurgen, welche als „Verstauchungen“ diagnosticiert und behandelt worden sind. Dadurch wird viel Unglück angerichtet.

Die Dislocation gleicht sich von selbst nie aus, die Bewegungen der Hand bleiben nach allen Richtungen behindert, die Gelenkverbindungen werden mehr weniger ankylotisch, Muskelatrophie folgt und grössere oder geringere, oft mit Schmerzen verbundene, dauernde Unbrauchbarkeit der Hand ist das traurige Endresultat!

Die Reposition gelingt meist durch Extension, am besten über eine unter das Gelenk gelegte feste nicht zu schmale Rolle.

Fig. 15.

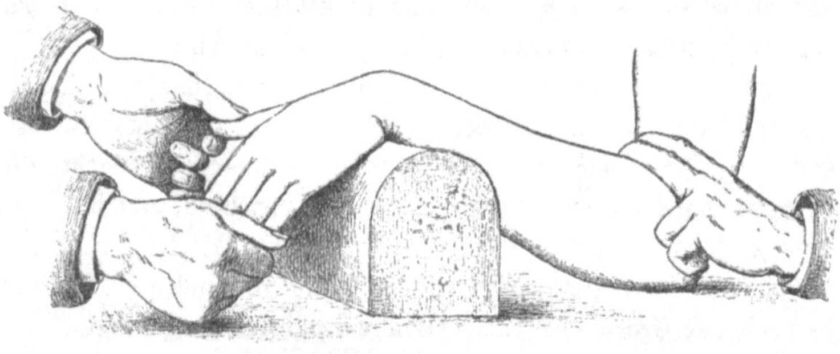

Man übt dadurch zu gleicher Zeit einen Druck gegen das volarwärts verschobene diaphysäre Fragmentende aus und drängt das dorsalwärts gestellte epiphysäre Ende nach der Volar-Fläche, indem man mit dem Zuge Flexion verbindet.

Gewöhnlich genügt für die Reposition die Kraft des Arztes allein. Nachdem unter die Handgelenksgegend eine Rolle gelegt ist, umfasst der Arzt mit der einen Hand die untere Hälfte des Vorderarms, mit der anderen die Mittelhand incl. Gelenk des Patienten und übt nun, das Handgelenk des letzteren gleichzeitig stark über die Rolle flectierend, einen kräftigen Zug aus. Der Schmerz dabei wird oft als sehr heftig angegeben und deshalb ist bei sensiblen Personen die Narkose angezeigt. Ist die Reposition erfolgt, so wird in derselben Stellung der Verband angelegt, wenn man eine Gypshanfschiene in Anwendung ziehen will. In der Regel gleicht sich mit der dorsalen Dislocation der Hand auch die radiale Verschiebung aus; event. würde noch ein besonderer Zug in ulnarer Richtung mit der Extension und Flexion zu verbinden sein.

Die dorsale Schiene wird nun so angelegt, dass die Hand genau die entgegengesetzte Stellung hat, wie vorher, sie ist flectiert und ulnarwärts abduciert. Der Grad der Flexion richtet sich nach der Grösse der Dislocation. Der Verband reicht vom Capitulum radii bis zu den 5 Metacarpophalangeal-Gelenken; unter die Fracturstelle legt man zweckmässig ein kleines Wattepolster und hat ferner darauf zu achten, dass der die Hand des Patienten haltende Assistent die Finger des ersteren nicht zusammendrängt, sondern flach neben einander hält. Wenn auch die Finger vom Verband frei bleiben, so wird doch die Mittelhand unwillkürlich mit comprimiert und dieser Umstand kann nach Anlegung der Binde dem Kranken sehr beschwerlich werden.

In neuster Zeit hat *Braatz**) eine nach *Beely*'s Methode angelegte Spiral-Schiene empfohlen. Der Gypshanfstreifen beginnt etwa 3 Finger breit unter dem Olecranon, umgreift die Ulna und geht an der Volarfläche des Vorderarms über die Fracturstelle auf den Handrücken bis zu den Metacarpophalangeal-Gelenken. Während die Schiene noch weich ist, giebt man dem Arm die oben erwähnte Stellung und lässt in ihr den Verband trocknen. Mit der Extension Dorsalflexion zu verbinden, dürfte wohl nur zur Lockerung bei einer eingekeilten Fractur notwendig sein.

*) Centralbl. f. Chir. 1887. No. 9.

Ist kein Gyps zur Hand, so kann man den Arm auch an eine gerade dorsale Holzschiene bandagieren, welche man jedoch zu diesem Zwecke besonders polstern muss, wie es *Roser* empfohlen hat. Die beigefügte, dem *König*'schen Werke entnommene Figur zeigt ohne Weiteres die Art des Verbandes.

Fig. 16.

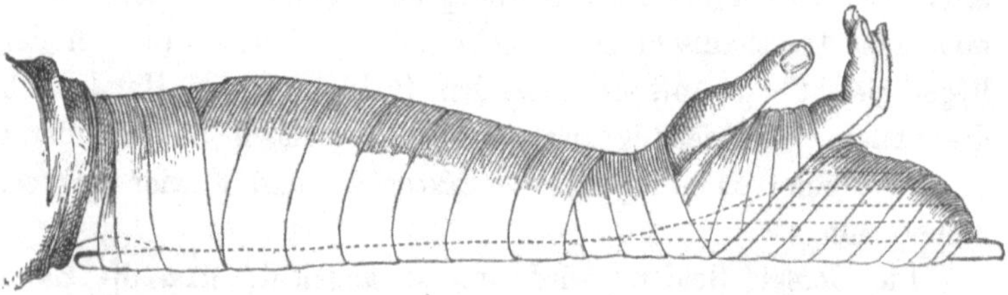

Die ulnare Abduction findet bei der folgenden Figur, welche die *Carr*'sche Schiene darstellt, mehr Berücksichtigung, weniger die Flexion. Die Finger umfassen hier die gegen die gerade

Fig. 17.

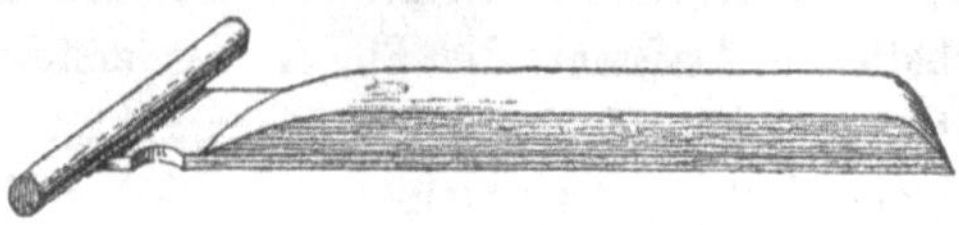

Carr's Schiene.

Schiene für den Vorderarm schräg gestellte Holzrolle, wodurch die Hand in Abduction gestellt wird. Bei der Behandlung der Fract. radii typ. mit der *Carr*'schen Schiene hat sich zu wiederholten Malen der Uebelstand herausgestellt, dass die Flexion der Hand eine zu geringe war und daher die dorsale Verschiebung nicht ganz ausgeglichen wurde. Ich habe mir daher Schienen anfertigen lassen, welche an der dem Gelenk entsprechenden Stelle ein Kissen tragen, das fest angebracht ist, weil sich ein lose untergelegter Wattebausch leicht verschiebt. — Die Finger wickle ich von Anfang an nicht mit ein, sondern lasse sie fleissig bewegen.

Ferner sind Schienen aus Holz mit der entsprechenden seitlichen oder volaren Biegung construiert worden, von denen die bekannteste wohl die sog. Pistolen-Schiene ist. *Bardenheuer**) hat zur Behandlung der typischen Radius-Fractur eine Schiene angegeben, bei welcher die Gewichtsextension durch eine genau regulierbare Federkraft ersetzt wird und hat gute Resultate erzielt. Die durchschnittliche Heilungsdauer beträgt etwa 3 Wochen. Bei Gelegenheit des 23. Chirurgen-Congresses (1894) hat *Petersen* (Kiel) die Behandlung der Radius-Fractur durch Hängenlassen der Hand über den Rand eines Tragtuches (in Ulnovolarflexion) empfohlen, da man die Bruchstelle stets unter Augen haben könne, der Callus sich frei entwickeln könne, durch die leichte Stauung befördert werde und durch active wie passive Bewegungen den Inactivitäts-Ankylosen vorzubeugen sei. Wegen ihrer bedauerlichen Häufigkeit ist es notwendig, noch einige Worte über die Behandlung veralteter schief geheilter Fracturen des Radius oberhalb des Proc. styl. hinzuzufügen.

Wohl allgemein gielt hier die Regel, den Versuch der Reinfraction zu machen und dann einen Verband lege artis anzulegen. Leider aber gelingt das Wiederzerbrechen oft nicht, teils weil die Festigkeit bereits zu gross geworden ist, teils weil die brechende Kraft einen zu kleinen Angriffspunkt an dem epiphysären Bruchstück hat. In drei Fällen ist es mir gelungen durch methodische passive Bewegungen, Massage und Elektricität eine recht gute Gebrauchsfähigkeit der Hände wiederherzustellen. Passive und active Bewegungen der Finger sind auch während der Dauer der Heilung zu machen. Schliesslich ist auch die blutige Durchtrennung der Fracturstelle vorgenommen worden.

Der Umstand, dass trotz sorgfältiger und richtiger Behandlung dennoch bei einigen der in Rede stehenden Brüchen, der Gebrauch der Hand, besonders Pro- und Supination in auffallender Weise beschränkt blieben, hat zu der Erkenntniss geführt, dass dafür der Grund nicht selten in einer gleichzeitigen

*) Deutsche med. Wochenschr. 1889. Nr. 25.

Fractur der unteren Epiphyse der Ulna liegt. In Folge dessen kann es zur Synostose zwischen Radius und Ulna kommen. *v. Lesser*, der diesen Verhältnissen ein eingehendes Studium gewidmet hat, giebt den Rat, unter den genannten Umständen eine Resection des Capitulum ulnae vorzunehmen. Erkennt man die Fractur der Ulna auch gleich bei der ersten Untersuchung, so soll nach *v. Lesser* der Verband bei voller Supination des Vorderarms und ulnarer Abduction der Hand angelegt werden. Auch difformer Callus kann nach der Heilung die Functionsfähigkeit der Hand sehr beeinträchtigen. *F. Margary**) empfiehlt für derartige Fälle die Osteotomie am Radius und der Ulna auszuführen und zwar mit Entfernung eines Keiles aus der Ulna, weil nur dadurch die Prominenz des Proc. styloideus ulnae beseitigt werden könne.

b) Bruch des Köpfchens des Radius.

Derselbe ereignet sich selten, entsteht durch directe Gewalt und ist, wenn eine vollständige Trennung vorliegt, durch das Crepitations-Gefühl zu constatieren. Man erhält letzteres, wenn bei Fixation des Köpfchens Pro- und Supinations-Bewegungen vorgenommen werden. Der Verband, welcher in rechtwinkliger Stellung des Gelenks angelegt wird, hat natürlich dieses und auch das Handgelenk zu fixieren. War der Bruch kein querer, sondern ein schräg in das Gelenk verlaufender, so liegen die Gefahren, welche der Gelenk-Callus mit sich bringt, vor.

Absprengungen eines Teils des Randes der tellerförmigen Gelenkgrube geben nicht selten zur Bildung von Gelenkmäusen Veranlassung. *(Hueter.)*

c) Bruch der Diaphyse des Radius.

Auch er ist eine verhältnissmässig seltene Verletzung und kann durch directe und indirecte Gewalt zu Stande kommen. Auf letzterem Wege in verschiedener Weise, entweder durch Fall

---

*) Arch. di ortopedia. Anno II. Fasc. 4 u. 5. Ref. im Centralbl. für Chir. XIII. pag. 796.

auf die Hand oder beim Auswringen der Wäsche oder nach *Falkson* dadurch, dass zwei Gewalten gleichzeitig vom rechtwinklig gebogenen Ellbogen und der in höchster Pronation und Dorsalflexion stehenden Hand aus einwirken. Dadurch wird der Knochen über seine Elasticitätsgrenze hinaus gebogen, bis er gewöhnlich in seinem mittleren Drittel bricht. Ich möchte sie als Compressions-Fracturen bezeichnen.

Die Symptome sind besonders bei Fracturen im oberen Drittel oft sehr wenig ausgesprochen. Eine Verschiebung der Fragmente wird so gut wie ganz fehlen. Gestörte Funktion, Schmerz, event. Crepitation bei Pro- und Supinationsbewegungen können die Diagnose erleichtern.

Für die Behandlung ist es stets empfehlenswert den Verband in Supinations-Stellung anzulegen, wobei selbstverständlich Ellbogen- wie Hand-Gelenk mit zu fixieren sind. Die knöcherne Verheilung tritt durchschnittlich in 3—4 Wochen ein.

---

§ 12. Brüche der Handwurzelknochen, Mittelhandknochen und Phalangen.

Die Fracturen der Carpalknochen sind nur als complicierte, meist comminutive in Folge Einwirkung grosser Gewalten beobachtet worden.

Die Metacarpalknochen und Phalangen können jedoch auch subcutan fracturieren und zwar einzeln oder mehrere zu gleicher Zeit.

Die Brüche der ersteren entstehen durch directe oder indirecte Gewalt, z. B. durch Fall auf die Faust oder durch Schläge, welche die Capitula treffen. Durch directe Gewalt hervorgerufen, sah ich zweimal eine Fractur des Metacarpus V der rechten Hand.

Wenn der Bruch in der Nähe der Köpfchen verläuft, so kann die dorsale Dislocation eine ziemlich erhebliche sein und es gelingt dann gewöhnlich auch abnorme Beweglichkeit und Crepitation nachzuweisen, zumal dann wenn mehrere Knochen gebrochen sind. Fehlen diese Symptome, so wird man häufig nicht über eine Wahrscheinlichkeits-Diagnose hinauskommen, besonders wenn die Fractur in der Mitte des Metacarpus III oder IV stattgefunden hat. Diese Unsicherheit der Erkenntniss hat jedoch weder für die Behandlung noch für die spätere Gebrauchsfähigkeit etwas auf sich, da stets die nicht gebrochenen Knochen eine sehr sichere Schiene für den fracturierten abgeben, also für Ruhe der Bruchflächen gesorgt ist. Bestand bemerkbare Dislocation, so sind directer Druck und Extension zur Reposition anzuwenden und ist die Anlegung eines Verbandes bei schwach flectierter Stellung der Finger erforderlich. Bei Fractur der Metacarpi III und IV in ihrer Mitte genügt eine in heissem Wasser nass gemachte appretierte Gazebinde.

Selbst wenn die Heilung in geringer Dislocations-Stellung zu Stande kommt, ist die spätere Gebrauchsfähigkeit der Hand nicht wesentlich beschränkt. *(König.)*

Fracturen der Phalangen können gleichfalls auf directem oder indirectem Wege entstehen. In letzter Beziehung hat, im Anschluss an *Segond, W. Busch* Untersuchungen betreffs der Rissfracturen angestellt, welche durch die Strecksehne an der Phalanx des Nagelgliedes durch forcierte Flexion hervorgerufen werden können. *Busch* ist es nicht gelungen an der Leiche diesen Rissbruch zu erzeugen. *Segond* giebt an, dass dabei gewöhnlich eine schmale Knochenlamelle von ca. 2 Mm abreisst. Die Nagelphalanx steht in Flexion, lässt sich passiv zwar strecken, geht aber sofort wieder in Flexions-Stellung über, wenn die extendierende Hand entfernt wird. Durch Bandagierung in gestreckter Stellung hat *Busch* selbst in veralteten Fällen noch Heilung erzielt. Er meint deswegen, weil die Sehne innig verwebt und verwachsen ist mit der Rückseite der Kapsel, wodurch sie nach ihrer Zerreissung verhindert wird, erheblich zurückzuweichen.

Wegen der geringen Weichteilbedeckung und der relativ grossen Gewalten, welche zum Bruch der kleinen verhältnissmässig dicken Knochen erforderlich sind, liegen hier oft complicierte oder comminutive Fracturen vor (cfr. pag. 29). Letztere sind dann leicht durch Crepitation und abnorme Beweglichkeit nachzuweisen. Aber auch subcutane Querbrüche zeigen meist so ausgesprochene Symptome, dass die Diagnose keinen wesentlichen Schwierigkeiten begegnet.

Zur Behandlung genügt eine dorsale Gyps-, Guttapercha-, Papp- oder Filz-Schiene bei geringer Flexions-Stellung der Finger, die am besten durch einen Wattebausch erreicht wird, den man dem Patienten in die Hand giebt, wenn die Phalangen mehrerer Finger gebrochen sind. — Für einen Finger reicht eine schmale Schiene, in flectierter Stellung angelegt, aus.

---

§ 13. Brüche des Beckens.

Man unterscheidet vom praktischen Standpunkte aus am besten:

1. Absprengungen.
2. Beckenringfracturen.

Zu den Absprengungen gehören die isolierten Fracturen des Kreuz- und Steissbeines, der Crista ilei, des Tuber ischii und der Pfanne.

Sie haben sämmtlich, bis etwa auf die Fractur der Pfanne durch Hindurchtreten des Kopfes in das Becken, eine wesentlich geringere Bedeutung als die Beckenringbrüche. Sie entstehen meist durch directe Gewalt: Fall auf das Gesäss oder heftigen Schlag und sind im Ganzen seltenere Verletzungen.

Unter den Symptomen spielt die Dislocation eine hervorragende Rolle, insofern als der abgebrochene Teil des Os sacrum incl. Steissbein nach vorn getrieben oder ein abgetrenntes Stück der Crista ilei durch Muskelzug nach oben gezogen wird. Bei Fracturen der Sitzknorren, welche nach *Kusmin* eintreten können, wenn die Gewalt auf sie direct einwirkt, liegen neben einfachen Brüchen oft auch Zersplitterungen vor, wodurch event. complicierte Dislocationen hervorgerufen werden.

Brüche des Pfannenrandes sind manchmal zusammen mit Luxationen des Oberschenkels beobachtet worden.

Wenn die genannten Verschiebungen durch die Palpation nachzuweisen sind, entweder von Aussen oder per rectum, so wird die Diagnose keine besonderen Schwierigkeiten darbieten.

Fig. 18*).

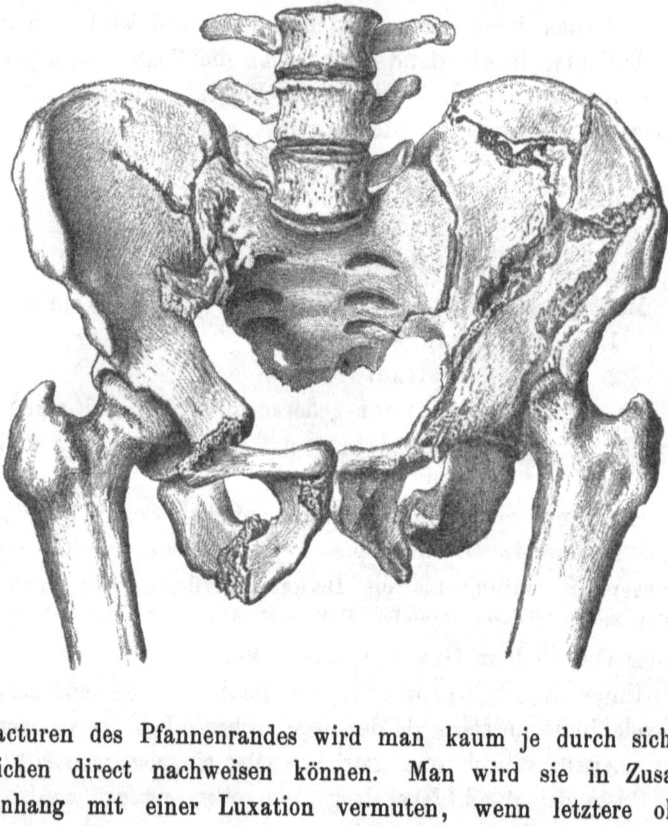

Fracturen des Pfannenrandes wird man kaum je durch sichere Zeichen direct nachweisen können. Man wird sie in Zusammenhang mit einer Luxation vermuten, wenn letztere ohne

*) Becken eines von einer Mauer befallenen Patienten, welcher nach 27 wöchentlichem Krankenlager und Heilung der Fracturen i. J. 1877 in der Klinik starb.

hinreichende Veranlassung nach ihrer Reposition leicht wieder eintritt.

Die Behandlung besteht in der Reposition der Fragmente, die jedoch meist nicht gelingt. War sie zu ermöglichen, so ist es doch sehr schwer, oft auch gelingt es gar nicht, sie in Adaptation zu erhalten.

Jedoch glücklicherweise zieht eine Heilung mit Pseudarthrosenbildung keinen wesentlichen functionellen Nachteil nach sich.

Erheblich ernster sind dagegen die Fracturen des Beckenringes aufzufassen.

Sie sind fast ausnahmslos Folge schwerer Gewalten, welche das Becken direct treffen und so wirken, dass sie den Beckenring in einer oder der anderen Richtung zu verkleinern bestrebt sind. Geschieht dies bis über die Elasticitäts-Grenze hinaus, so tritt der Bruch ein und zwar gewöhnlich zugleich an zwei, wie die Erfahrung gelehrt hat, typischen Stellen. (*Malgaigne*'s doppelte Verticalfracturen.)

Nach den Experimenten, welche *Kusmin* betreffs Feststellung des Mechanismus der Ringfracturen des Beckens an Leichen angestellt hat, liegen in Kürze folgende Möglichkeiten vor: „Wenn die Gewalt von vorn nach hinten wirkt, so können allein Fracturen an der vorderen Beckenwand entstehen. Ist damit die Kraft noch nicht erschöpft, so werden in Folge weiterer Verkleinerung des sagittalen Durchmessers und durch die Wirkung des nach innen dislocierten Knochenstückes die Darmbeine nach aussen rotiert, dadurch die Ligamenta sacro-iliaca anteriora stark gespannt und durch sie die seitlichen Ränder des Kreuzbeins abgerissen. Die Fracturlinien liegen hierbei meist typisch vorn an der medianen Seite beider Foramina ovalia oder etwas näher dem Tuberculum ileo-pectin. und hinten dicht an der Synchondrosis sacro-iliaca. Es können jedoch auch Abweichungen insofern vorkommen, als die Fractur in das Hüftgelenk hineingehen und sich von dort in das Foramen ischiadicum fortsetzen kann.“ Wirkt die Gewalt in umgekehrter Richtung, so folgen meist auch die eben genannten typischen Fracturen. Anders jedoch ist der Mechanismus, wenn durch seitliche Gewalten das Becken in frontaler Richtung zusammengepresst wird. Es tritt dabei, nach *Kusmin,* um die Verkleinerung überhaupt zu ermöglichen, entweder erst eine typische Fractur im Gebiete des Os pubis ein oder eine Zertrümmerung des Os sacrum im Gebiete der Foramina sacralia. Wenn dann die Gewalt noch weiter wirkt, so werden die Hüftbeine nach innen rotiert und durch die damit verbundene starke Spannung der Ligamenta sacro-iliaca postica wiederum eine Rissfractur erzeugt und zwar ein verticaler Bruch des Darmbeins, der dicht hinter der Symphyse liegt und in's Foramen ischiad. läuft.

Nach *Messerer*'s Versuchen trat bei einer Belastung, welche in frontaler Richtung wirkte, niemals ein Bruch sondern eine Luxation in der Synchondrosis sacro-iliaca ein; bei einer Belastung von vorn her erfolgte eine Fractur durch die Foramina ovalia und bei Druck von den Seiten ein Bruch durch das Foramen ovale und zugleich einer nahe der Symph. sacro-iliaca durch das Kreuzbein.

Die Symptome der Beckenringfracturen setzen sich zusammen aus den Zeichen der Fractur und denen, welche von den Beckeneingeweiden ausgehen. Zu den ersteren gehört vor Allem die Dislocation, welche nicht selten deutlich zu fühlen ist. Dabei ist niemals die Untersuchung per rectum oder per vaginam zu vergessen. Ferner sind Durchbohrungen der Haut durch Knochensplitter beobachtet. Wenn der Patient bei voller Besinnung ist, so gelingt es wohl auch manchmal einen bestimmten Bruchschmerz dadurch nachzuweisen, dass man durch einen kräftigen Druck auf beide Darmbeinschaufeln oder gegen die Symph. oss. pub. des auf dem Rücken und fester Matratze liegenden Kranken die Beckendurchmesser zu verkleinern sucht. Es versteht sich von selbst, dass nur eine mässige Kraft angewendet werden darf. Auch ein bestimmter, auf eine umschriebene Stelle begrenzter Bruchschmerz ist nicht selten vorhanden. Die Crepitation fehlt häufig ganz, es sei denn, dass es sich um mehrfache Splitterfracturen handelt, so dass es gelänge, ganz herausgebrochene Stücke gegen die benachbarten Teile zu verschieben. — Zu diesen, oft wenig ausgesprochenen Symptomen gesellen sich jene, welche von den gleichzeitigen Weichteilverletzungen ausgehen.

Durch Gefässzerreissung kommt es zu oft sehr weit reichenden, dunkelblauen Sugillationen am Damm, am Scrotum, am Os sacrum, am Tuber ischii nicht selten mit Oedem des Hodens. Hervorragende Beachtung verdienen ferner die von einer Blasen- oder Harnröhren-Verletzung ausgehenden Zeichen. Die Harnverhaltung kann von selbst wieder verschwinden, man braucht daher anfänglich keinen zu grossen Wert auf sie zu legen. Die anderen Harnsymptome als blutiger Urin, Ausfluss von reinem Blut aus der Urethra, Harninfiltration, lange andauernde Harnverhaltung sichern stets die Diagnose der Fractur. Auch der Catheterismus ist insofern diagnostisch zu verwerten, als es gelingen kann, einen Splitter, der die Harnröhre an- oder ganz zerrissen hat, zu fühlen und als schon der Umstand bemerkenswert ist, dass es entweder gar nicht oder nur sehr schwer gelingt den lege artis eingeführten Catheter bis in die Blase zu bringen, vorausgesetzt, dass nicht andere Hindernisse (Stricturen) vorliegen. Hat eine Verletzung der Urethra (und sie ist häufiger als die der Blase) stattgefunden, so tritt auch bald Harninfiltration ein.

Die Prognose ist, trotz der genannten Gefahren von Seiten der Harnorgane, nicht schlecht und *König* meint, dass höchst wahrscheinlich $^3/_4$ der Kranken genesen. Man muss jedoch den einen Punkt dabei berücksichtigen, dass selbst bei schweren Beckenringbrüchen die Fracturen als solche zwar mit Callus heilen können, dass aber später, nach Monaten, der Patient doch noch in Folge von Decubitus oder Eiterungen und cariösen Knochenprocessen zu Grunde gehen kann, besonders wenn es sich um alte Leute handelt. Dass die Prognose durch Harninfiltration mit event. folgender septischer Phlegmone des Beckenzellgewebes unbedingt mala gemacht wird, leuchtet von selbst ein. Auch hinsichtlich der späteren Gehfähigkeit ist die Vorhersage nicht durchaus gut. Bei erheblicher Dislocation bestimmter Fragmente und Heilung in diesen Stellungen, bleiben dauernde Gehstörungen in Folge Verschiebung der Beckenteile zurück.

Die Behandlung erfordert in erster Linie ruhige Bettlage, richtet sich aber stets auch baldigst auf die etwa vorhandenen Harnbeschwerden. Manchmal wird es gelingen, ein Knochenstück zu reponieren; meist jedoch handelt es sich darum, den Kranken möglichst bequem zu lagern und ihn vor Decubitus zu schützen. Daher ist die Lagerung auf einem grossen Wasserkissen, welches von den Scapulis bis etwa zur Mitte der Oberschenkel und auf jeder Seite mindestens eine Hand breit über den Körper hinausragen muss, ganz besonders zu empfehlen. Jedoch macht die Defäcation dabei Schwierigkeiten und da Ruhe besonders notwendig ist, so darf der Patient während des Stuhlganges und Urinlassens nicht gehoben werden. Aus diesem Grunde hat man vielfach Drahtkörbe in Anwendung gezogen, welche in der Aftergegend einen Ausschnitt tragen, unter den bei Bedürfniss das Steckbecken untergeschoben wird. Auch ist in neuerer Zeit von *Nicaise* ein zerlegbarer *Bonnet*'scher Drahtkorb empfohlen worden, der es erlaubt dem Kranken die Bettunterlage zu erneuern. — Sie sind insofern nicht praktisch, als man schwer zu den Seitenteilen des Patienten hinzukann und noch schwerer zu der Rückenfläche. Ruhige Lage und leichte Handhabung lassen sich noch am besten erreichen, wenn man den Kranken auf eine mehrteilige Matratze legt, deren ganzer mittlerer Teil zu entfernen geht. Alle genannten Lagerungsarten stehen zurück gegen das permanente Bad, welches alle nur zu wünschenden Vorteile bietet und sich auch bei nicht klinischen Kranken und einer nicht ad hoc gebauten Badewanne einrichten lässt. Von grosser Wichtigkeit ist stets die peinlichste Sauberkeit und die Controlle über die Rückenhaut sowie der über den Trochanteren, um Decubitus zu vermeiden. Geht Alles gut, so heilt eine Beckenringfractur durch festen Callus in durchschnittlich 7—8 Wochen.

Gegen Harnröhrenverletzung und Harninfiltration kann man nur operativ vorgehen. Gelingt der Catheterismus, so ist er entweder in den folgenden Tagen vorsichtig zu wiederholen oder vermutet man einen Einriss in der Harnröhre und liegt daher die Möglichkeit nahe, einen falschen Weg zu bahnen, so ist es gewiss rationeller einen elastischen Catheter für einige Tage liegen zu lassen. Die Harninfiltration erfordert tiefe Incisionen, die vollständige Zerreissung der Urethra, das Aufsuchen des centralen Endes vom Damm aus und Einlegen eines elastischen Catheters en permanence, erst in letzteres, bald aber durch die ganze Harnröhre. Später folgt regelmässiger, vorsichtiger Catheterismus, um der Narbencontractur entgegenzuwirken.

---

§ 14. Brüche des Oberschenkels. Fractura femoris.

Man unterscheidet:

1. Brüche am oberen Ende.
2. Brüche der Diaphyse.
3. Brüche am unteren Ende.

Von den Brüchen am oberen Ende interessiert am meisten:

a) der Bruch des Schenkelhalses. (Fractura colli femoris.)

Der Bruch des Schenkelhalses liegt mit wenigen Ausnahmen entweder dicht unterhalb des Kopfes oder am Uebergang des Halses in die Trochanteren: an der Basis des ersteren. Nur selten tritt die Fractur in der Mitte des Collum ein. Man hat daher früher allgemein einen Unterschied gemacht zwischen den intra- und extracapsulären Brüchen. Man versteht unter den ersteren diejenigen dicht am Kopfe eintretenden, unter den letzteren die an der Basis des Halses gelegenen. Für die erste Klasse stimmt diese Nomenclatur ohne Ausnahme, ist also vollauf berechtigt, nicht so für die zweite. Hier verläuft die Bruchebene in einer sehr erheblichen Anzahl von Fällen, wenn nicht in allen, zum Teil intra-, zum Teil extracapsulär. Dies erklärt sich aus dem Ansatz der Kapsel, welche vorn bis zur Linea intertrochantercia herabreicht, hinten dagegen sich nicht an der Linea posterior, sondern höher oben an die Fläche des Halses selbst inseriert und zwar in geringer Entfernung über der Linea intertroch. post. Daraus folgt, dass eine an der Vorderfläche des Collum innerhalb der Kapsel liegende Fractur, an der Hinterfläche extracapsulär verlaufen kann. Da nun aber die grösste Mehrzahl der Brüche an der Basis des Halses, an der Insertion desselben in die Trochanteren d. h. dicht oberhalb der Linea intertrochanterica anterior liegt, so werden auch die meisten der qu. Schenkelhalsfracturen vorn intra-, hinten extracapsulär sein.

Stricte trifft also die alte Einteilung nicht zu. Eine andere Benennung, welche der neueren Zeit entstammt, zuerst von *Bigelow* angeregt und auch von *Hueter* in seinem Lehrbuch betont wird, ist die der **losen** und **eingekeilten** Brüche. Es liegt für diese Differenzierung ein sehr triftiger Grund darin, dass sich beide Fracturarten bezüglich der Symptome, Prognose und Therapie sehr wesentlich von einander unterscheiden und dass eine Ungenauigkeit in der Bezeichnung fehlt.

Ich werde im Weiteren dieser Einteilung folgen.

Hinsichtlich der Häufigkeit der Fractura colli femoris hat die Erfahrung gelehrt, dass besonders alte Leute und unter ihnen vorzugsweise alte Frauen der Verletzung zum Opfer fallen, ohne dass jedoch jüngere Individuen ganz davon verschont blieben. Dass Frauen häufiger als Männer sich den Oberschenkelhals fracturieren, hat man bisher zum grössten Teil dadurch erklärt, dass der Hals bei ersteren eine mehr horizontale Lage habe, als bei letzteren. In neuerer Zeit hat *Mikulicz* nach Leichen-Untersuchungen dies nicht bestätigen können. Die grössere Frequenz der Brüche im Alter überhaupt ist durch die Atrophie des Knochens bedingt.

Die Ursache einer Fract. colli femor. kann verschieden sein. Der Bruch kann entstehen:

1. durch Fall auf den Trochanter major, also durch Wirkung der Kraft in der Richtung des Halses;

2. durch Fall auf die gestreckten Beine also durch Wirkung in der Richtung des Femur;
3. durch Zug des Lig. ileo-femorale. (Rissfractur.)

Bei einem **Fall auf den Trochanter major** liegt das Bestreben vor, den Hals zu biegen und zwar seine Convexität nach vorn zu vermehren. Wird dabei die Elasticitäts-Grenze überschritten, so zerbricht der gebogene Knochen zuerst an der Seite des Zuges, d. h. an der Vorderfläche des Halses und zwar erfahrungsgemäss in der Regel im Verlaufe der Linea intertrochant. Bricht darauf auch die hintere Wand des Halses ein, indem (Fig. 21) sich die Punkte *a* und *b* nähern, d. h. die Seite, auf welcher die Knochenteile aneinander gepresst werden, so erfolgt gewöhnlich hier ein mehr weniger tiefes Eindringen der hinteren Halsfläche in die Substantia spongiosa der Trochanteren-Gegend. Dies geschieht um so leichter als die eigentliche Fortsetzung der genannten Halsfläche durch einen compacten Knochenfortsatz den sog. **Calcar femorale** gebildet wird, der in die spongiöse Substanz hineinragt und sich ferner auch am Uebergang der hinteren Halswand in den Trochanter die Corticalis immer mehr verdünnt.

Fig. 19.

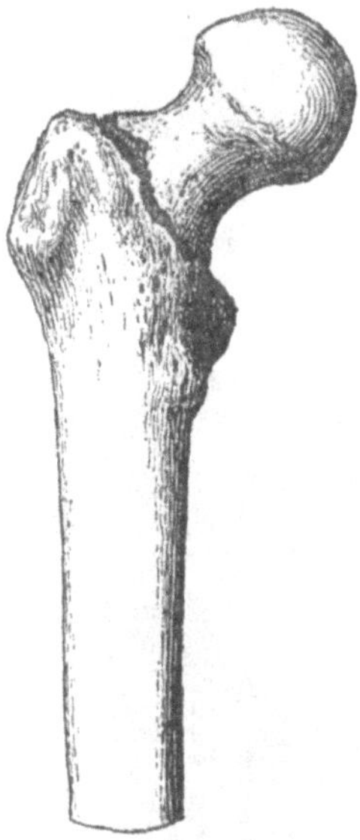

Lose Fractura colli femoris.

Es keilt sich also, kurz gesagt, die hintere Wand in die Trochanteren-Gegend ein, während an der vorderen Wand der Bruch noch kein vollständiger geworden zu sein braucht, sondern die primäre Einknickungsstelle kann gewissermassen ein Charnier bilden, in welchem sich der Kopf um den Trochanter nach hinten dreht, sich ihm also hinten nähert.

Aus diesem Grunde nennt *Bigelow* die qu. Fractur auch

Charnierfractur (as a hinge) und ist sogar der Ansicht, dass bei den eingekeilten Halsfracturen stets nur die hintere Wand eingekeilt sei. Dies ist jedoch nicht richtig, denn es lehren genug Präparate, dass auch eine vollständige Einkeilung des ganzen Halses erfolgen kann, wobei sich zugleich die Richtung desselben mehr weniger der Horizontalen nähert.

Fig. 20.

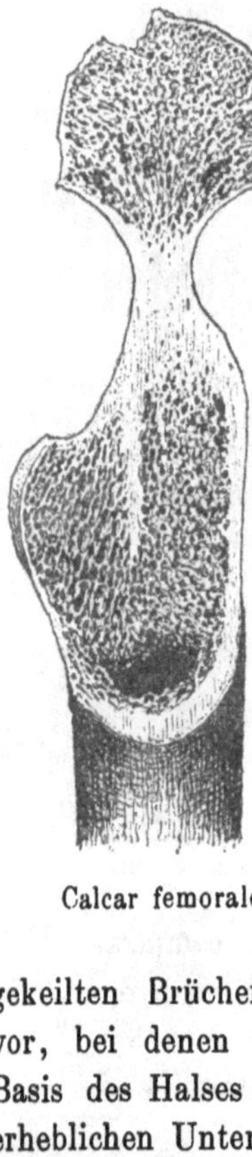

Calcar femorale.

Die Brüche, welche in einer grossen Anzahl vollständig oder unvollständig eingekeilt sind und bei welchen die Trennungsfläche dem Verlaufe der Linea intertrochant. ant. folgt, bezeichnete man früher allgemein als extracapsuläre, obgleich sie, wie bereits erwähnt, nur hinten ausserhalb, vorn dagegen innerhalb der Kapsel zu liegen pflegen. Es scheint mir danach richtiger (cf. auch das pag. 106 Gesagte) und den Thatsachen entsprechender diese Fracturen als solche an der Basis des Halses zu benennen; die oberhalb der Basis gelegenen würden dann den intracapsulären entsprechen.

Ausser den bisher besprochenen eingekeilten Brüchen kommen in nicht geringer Zahl die losen vor, bei denen die Bruchlinie in derselben Richtung an der Basis des Halses verläuft und wir werden später sehen, welche erheblichen Unterschiede zwischen diesen Brucharten zu constatieren sind.

Wenn die Fractur durch Fall auf die gestreckten Beine erzeugt wird, also die Gewalt in der Verlängerung der Längsachse des Oberschenkels wirkt, so giebt die Pfanne den Widerstand ab, wodurch die schräge Richtung des Halses gewaltsam in eine mehr horizontale gedrängt wird. In Folge dessen wird der Hals eingeknickt oder bricht ganz ab. Es leuchtet von selbst ein, dass die Fractur um so leichter wird eintreten können, je mehr schon vorher die Richtung des Halses sich der Horizontalen genähert hatte. Auch hierbei kann Einkeilung erfolgen, sie tritt aber gewöhnlich dann in umgekehrter Richtung ein, so dass der Hals gegen resp. in den Kopf getrieben wird, weil der Bruch hierbei häufiger am Uebergang des Collum in das Caput femoris, — also im anatomischen Halse, — als an der Basis desselben liegt. Hier verläuft daher die Bruchlinie stets ganz innerhalb der Kapsel und die Bezeichnung intracapsulär trifft ohne Einschränkung zu.

Fig. 21.

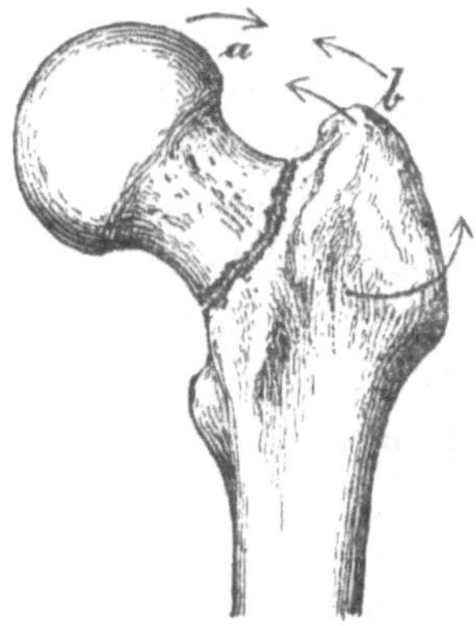

Beobachtungen, welche sich in der neueren Zeit gemehrt haben, zeigten, dass eine Fractura colli fem. eingetreten war, ohne dass die beiden bisher besprochenen Mechanismen vorgelegen hatten. Der Bruch war erfolgt bei dem Bestreben sich durch einen kräftigen Ruck des Oberkörpers vor dem Hintenüberfallen zu schützen. Diese Knochentrennungen sind von *Linhart* und *Riedinger* als Rissfracturen gedeutet und experimentell nachgemacht worden. Sie entstehen durch die starke Spannung des festen Lig. ileo-femorale, welches selbst ganz bleibt, wohl aber den Hals von der Diaphyse abreisst. Sie können lose oder eingekeilt sein. Ich beobachtete den Bruch bei einem 14 jährigen Knaben, der auf glattem Parquetboden ausgleitend, versucht hatte, sich durch starkes Rückwärtsbeugen auf den Beinen zu erhalten. Er fiel dabei auf die linke Seite und bei der Untersuchung zeigt sich ein loser Bruch des rechten Schenkelhalses.

Resumieren wir der klareren Uebersicht wegen noch einmal kurz die vorstehenden Auseinandersetzungen, so ergiebt sich, dass die Fractur sein kann:

I. eine vollständige:
  a) mit Einkeilung,
  b) ohne Einkeilung,

entweder:

α) am Kopf; an der Spitze des Halses (früher intracapsulär),
β) an den Trochanteren; an der Basis des Halses (früher extracapsulär).

II. eine unvollständige.
(Charnierfractur) stets mit Einkeilung.

Was schliesslich die Richtung der Fracturlinie anlangt, so kann sie quer und schräg sein und man wird keinen grossen Fehler begehen, wenn man annimmt, dass die Brüche am Kopf am häufigsten quer, die an den Trochanteren schräg verlaufen.

Symptome und Diagnose. Die Unterschiede zwischen den einzelnen Zeichen der losen oder eingekeilten Fractur sind stets mehr weniger erheblich.

Die Cardinal-Symptome des Bruches überhaupt sind: Rotation des Beines nach Aussen und Verkürzung.

Ohne Weiteres ist es klar, dass die Rotation nach Aussen sehr verschieden ausfallen muss, je nachdem eine eingekeilte oder lose Fractur vorliegt. Im ersteren Falle kann sie nur gering sein. Bei einer unvollständig eingekeilten Fractur wird sie nur der Tiefe der Einkeilung der hinteren Wand des Halses in die Spongiosa der Trochanteren, und bei einer vollständig eingekeilten der Tiefe entsprechen, wie weit der ganze Hals in die Spongiosa getrieben ist. Im zweiten Falle dagegen hindert nichts, dass sich das ganze Bein vollständig nach aussen dreht und man findet dann oft den äusseren Fussrand auf der Unterlage aufliegend. Das Bein folgt einfach seiner Schwere und die Rotatoren können ihre Wirksamkeit ohne Widerstand frei entfalten. Daraus geht weiterhin hervor, dass bei jeder gomphotischen Fractur das Bein (auch in der Narcose) in der geringen Aussenrotation starr stehen bleiben wird, während es passiv nach aussen fällt, wenn keine Verzahnung besteht.

Ein gleich grosser Unterschied macht sich bei der Verkürzung des Beines geltend. Sie kann bei gleichzeitiger Einkeilung nur gering sein, weil sie nur der geringen Entfernung entsprechen kann, um welche sich der normal schräg verlaufende Hals der Horizontalen nähert; oder wenn auch eine vollständige Einkeilung vorliegt, doch nur der Grösse derselben, d. h. etwa 1 bis höchstens 2 Centimetern gleich kommen kann. Bei einer losen Fractur, besonders beim Bruch an der Basis des Halses, kann dagegen der Schaft weit nach oben rutschen und dadurch die Verkürzung einen erheblichen Grad von 8—10 Centimetern erreichen. Auch werden die vom Becken zum Femur laufenden Muskeln die Verkürzung leicht vergrössern helfen. Liegt der Bruch dicht am Kopf, so wird die Längendifferenz eine geringere sein, einmal weil diese Fracturen meist quer verlaufen und zweitens weil die Kapsel grösserer Verschiebung hinderlich ist. Die Messung wird bei ganz gerade gestelltem Becken und parallel gelegten Beinen von der Spina ant. sup. nach dem inneren Rand der Patella und von da nach dem unteren Rand des Malleolus int. vorgenommen.

Ein weiteres Symptom, das sich gleichfalls wesentlich anders darstellt bei einer losen oder eingekeilten Fractur, besteht darin, dass bei der ersteren passive Rotationsbewegungen des Oberschenkels um dessen Längsachse vor sich gehen, während bei der zweiten Form diese Drehungen um einen Punkt geschehen, welcher im Kopf selbst liegt, so dass sich also der Trochanter um das Caput femoris dreht. — Die passiven Bewegungen selbst sind bei allen eingekeilten Brüchen nur sehr vorsichtig auszuführen, wovon bei Besprechung der Therapie noch näher gehandelt werden soll. — Was die Crepitation anlangt, so scheint es kaum erforderlich darauf hinzuweisen, dass sie bei den eingekeilten Brüchen fehlt und höchstens durch gewaltsame Lösung des Contactes der Fracturebenen hervorgebracht werden könnte, wovor jedoch dringend zu warnen ist. Bei den losen ist die Crepitation stets mehr weniger deutlich nachzuweisen. Die Dislocation fällt mit der Verkürzung zusammen, sei aber hier noch einmal besonders hervorgehoben, weil sie bei der losen

Fractur event. einmal direct wird nachweisbar sein, nie bei der Gomphosis.

Wollen wir nun aus den angegebenen Symptomen die Diagnose eines losen oder eingekeilten Bruches stellen, so werden wir sehen, dass die letztere durchaus nicht leicht zu erkennen ist, weil die Zeichen zu gering ausgesprochen sind. Der klareren Uebersicht wegen gebe ich folgende Zusammenstellung:

	Lose Fractur.	Eingekeilte Fractur.
1. Rotation nach Aussen:	bedeutend	gering
2. Verkürzung:	durchschn. 4—8 Ctm.	durchschn. 1—2 Ctm.
3. Crepitation:	vorhanden	fehlt
4. Passive Rotation:	um die Längsachse des Femur und leicht	um das Caput femoris und erschwert
5. Dislocation:	manchmal direct nachzuweisen	niemals direct nachweisbar.

Man ersieht hieraus ohne Weiteres wie wenig ausgesprochene Zeichen für die eingekeilte Fractur vorhanden sind. Bemerkenswerth ist weiterhin für die Diagnose eingekeilter Fracturen die Relaxation der von dem Trochanter major nach der Spina ant. sup. und Crista ossis ilei ziehenden Weichteile speciell der Fascie. Man muss dabei natürlich beide Seiten gleichzeitig untersuchen um den immerhin geringen Unterschied in der Spannung der betreffenden Teile nachweisen zu können. Auch von zwei Symptomen, welche *König* und *Hueter* noch angeben, wird das des Letzteren nur in den seltensten Fällen äusserlich so ausgeprägt sein, dass es zur Sicherung der Diagnose wesentlich beitragen könnte. Es ist dies die Annäherung des Trochanter an das Acetabulum. *Hueter* selbst giebt zu, dass bei geringer Einkeilung „die ganze Erscheinung nur eben angedeutet und kaum nachzuweisen ist“. Aber auch bei einer erheblicheren Einkeilung wird es enorm schwer sein sichere Vergleichsmaasse mit der gesunden Seite aufzufinden. *König* hebt als bedeutsam für die eingekeilte Fractur hervor: „die länger dauernde functionelle Unbrauchbarkeit der Extremität mit geringer Verkürzung und Rotation nach aussen nach einem Fall auf die Hüfte bei einem älteren Individuum.“ — Bezüglich der Differenzial-Diagnose zwischen der Fractura colli femoris und der Luxation verweise ich auf das im Compendium der Luxationen Gesagte.

Auch auf die Prognose ist der Umstand von wesentlichem Einfluss, ob die Fractur eingekeilt oder lose ist. Da überhaupt die günstigsten Verhältnisse zur knöchernen Heilung dann gegeben sind, wenn genaue Adaptation der Fragmente besteht, so muss natürlich die Gomphosis als die sicherste Adaptation die Heilung durch Callus ungemein begünstigen. Da nun erfahrungsgemäss die Brüche an der Basis des Halses häufiger eingekeilt sind, als die nahe dem Kopfe, so sind die Chancen zur Heilung durch Callus bei ersteren auch grösser. Dazu kommt, dass bei einem losen Bruch im anatomischen Halse also dicht an der Knorpelgrenze, die Ernährung des Kopfes sehr in Frage gestellt ist. Dieselbe kann dann nur durch die Gefässe des Ligament. teres besorgt werden, welche aber nach *Hyrtl* gar nicht in den Kopf eintreten, sondern schon vorher nach oben umbiegen. Aus dem Gesagten erhellt, dass eine Anzahl von Schenkelhalsfracturen durch fibröses Gewebe heilt und also die spätere Gehfähigkeit beeinträchtigt bleiben wird. Aber auch wenn knöcherne Vereinigung erfolgt, ist eine Heilung ohne Verkürzung leider nicht die Regel, jedoch lässt sich eine Differenz von 2—2$^1/_2$ Ctm. durch eine hohle Sohle und geringe Beckenverschiebung soweit ausgleichen, dass der Patient ohne zu hinken gehen kann. Quoad vitam ist die Prognose dadurch getrübt, dass das grösste Contingent zu den Schenkelhalsfracturen von Leuten höheren Alters gestellt wird, welche in Folge des Liegens nicht selten an einer hypostatischen Pneumonie oder an rasch fortschreitendem Decubitus zu Grund gehen (cfr. Therapie).

Die Behandlung ist gleichfalls verschieden je nachdem ein eingekeilter oder loser Bruch vorliegt. Allgemeinen gilt mir als Regel wenigstens bei alten Leuten die Gomphosis nicht zu lösen, um die Heilungsaussichten nicht zu verschlechtern. Bei jungen regenerationskräftigen Individuen wird man jedoch die Einkeilung ohne Schaden für den Patienten lösen können, da dann die Chancen für eine absolut fehlerfreie Heilung bei richtiger Behandlung gegeben sind. Es wird bei alten Leuten, bei denen die Ausbildung einer Pseudarthrose näher liegt als bei jungen sich eher entschuldigen und rechtfertigen lassen, dass man lieber ein um höchstens ca. 2 Ctm. verkürztes Bein in Kauf nimmt als eine nach Lösung der Einkeilung immerhin mögliche Pseudarthrose. Bei jungen Leuten aber soll man von vornherein Alles thun, um eine absolut normale Gebrauchsfähigkeit ohne nachherige Hilfsmittel (höhere Sohle auf der kranken Seite) wieder zu erzielen, man wird also hier die Einkeilung lösen müssen, um die dadurch bedingte Verkürzung des Beines ganz beseitigen zu können. In Folge dieser Ueberlegung wird man bei alten Leuten womöglich die Diagnose ohne Anwendung der Chloroform-Narkose stellen, damit nicht etwa der Kranke im Stad. excitationis durch gewaltsame Bewegungen sich die Einkeilung selber löse. Gewöhnlich sind auch hierbei die Verkürzung und Rotation nach aussen in so geringem Grade vorhanden, dass selbst eine Heilung in dieser pathologischen Stellung dem Patienten später keine grossen Beschwerden beim Gehen macht, jedenfalls aber bedeutend geringere, als wenn in Folge gewaltsamer Lösung der Fragmente genaue Vereinigung ausbliebe und eine Pseudarthrose einträte.

Bei den losen Fracturen ist hingegen stets die Reposition durch Extension und Rotation nach innen erforderlich. Der Zug wird am sichersten durch seitlich am gestreckten, im Kniegelenk leicht flectirten Beine angebrachte Segeltuch-Heftpflaster-Streifen von ca. 7—8 Ctm. Breite bewerkstelligt. *Morisani* empfiehlt Abductions-Stellung, weil nach seiner Ansicht die meist zurückbleibende Verkürzung eine Folge der Verkleinerung des Winkels ist zwischen Hals und Schaft, wie er ihn bei Präparaten geheilter Schenkelhalsfracturen stets gefunden hat. Die Heftpflasterstreifen werden mittelst Binden befestigt, ca. 20 Ctm. über die Fusssohle hinausgeführt und an ihren unteren Enden durchlöchert. Durch diese Oeffnungen führt man einen kurzen Stab*), befestigt an ihm die Schnur, welche die Gewichte

*) Derselbe muss wenigstens so lang sein, dass ein Andrücken der Pflaster-Streifen an die Malleolen unmöglich gemacht wird, weil sonst dort

trägt und leitet erstere über eine eiserne Rolle, die am Fussende des Bettes angebracht ist. Die Extension muss natürlich ergiebiger wirken können, wenn jede Reibung des Beines auf der Matratze vermieden wird, weshalb gleichzeitige Lagerung im *Volkmann*'schen Schlitten oder Suspension des Beines in hohem Grade zu empfehlen sind.

Fig. 22.

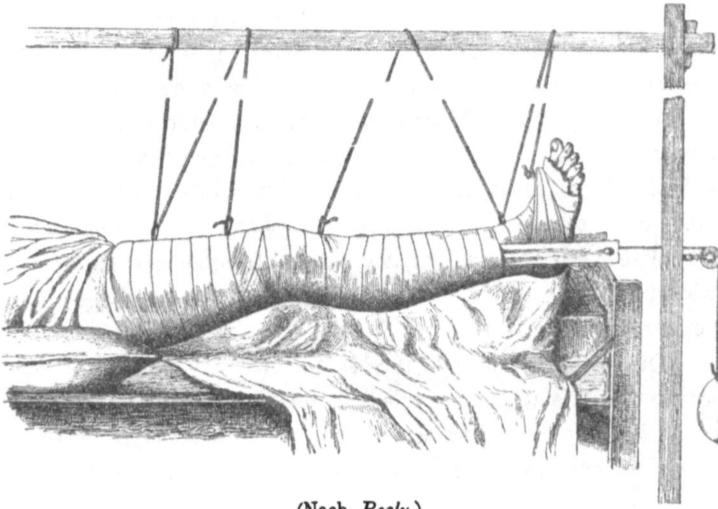

(Nach *Beely*.)

Die Schiene, vom Becken bis zu den Capit. metatarsi reichend, wird bei nach innen rotiertem Beine angelegt, so dass Spina ant. sup., innerer Rand der Patella und Metatarsus pollicis in eine Ebene fallen. Um der Auswärtsrollung sicher auch später entgegenzuwirken, bringt man die Suspensions-Ringe etwas nach aussen von der Mittellinie an, wodurch dem Bein stets die Tendenz zur Innenrotation erhalten bleibt.

---

leicht Decubitus entstehen könnte. Aus demselben Grunde ist beim Anbandagieren der Schiene Vorsicht nötig. Es ist gut, die Achilles-Sehne in der Ausdehnung von 3—4 Ctm. oberhalb ihrer Ansatzstelle ganz frei zu lassen und die Bindentouren über die harte Haut der Ferse zu legen.

Die Grösse des Extensionsgewichtes schwankt je nach dem Alter und dem Grade der Verkürzung zwischen 5—7 Kgr.

Die Suspension hat ausser den genannten noch den weiteren Vorteil, dass die Locomotion des Patienten ohne Schaden für die Fractur eine bedeutend leichtere ist, als bei allen anderen Verbänden, bei denen das Bein entweder auf einer Matratze zwischen Sandsäcken oder schiefen Ebene oder einem *Volkmann*'schen Schlitten aufliegt oder einen circulären Gypsverband erhielt. Man kann selbstverständlich, zumal bei sehr alten Leuten, auch ohne Schiene auskommen und der Rotation nach aussen durch Sandsäcke und Kissen entgegenwirken oder auch durch ein verhältnissmässig grosses Wasserkissen, welches beiderseits das Becken überragt, so dass Patient gewissermassen in einer Mulde liegt und sich das Bein nicht nach aussen drehen kann. Letzteres kann man auch durch Anlegung eines ca. handbreiten Beckengurtes erreichen, welcher in Verbindung mit der Schiene angebracht wird und der ca. 5 Ctm. über die Spina ant. sup. der gesunden Seite reichen muss.

Die Heilung erfolgt durchschnittlich in ca. 7—8 Wochen, jedoch ist es nicht immer möglich, die Kranken so lange im Bett zu halten und besonders wieder bei alten decrepiden Leuten erforderlich das Aufstehen eher zu gestatten. Man bringt derartige Patienten wohl am besten in einen bequemen Lehnsessel oder wenn frühzeitigeres Gehen ermöglicht werden soll, so ist die Anfertigung eines Wasserglasverbandes (über ein vorher gemachtes Gypsmodell) anzuraten. Der Kranke kann dann ähnlich wie im *Taylor*'schen Coxitis-Apparat gehen, sich auf das Tuber ischii stützend. In neuester Zeit hat *Messner**) in München zur Behandlung der Schenkelhalsfracturen ein Stehbett empfohlen, in welchem der Patient während der Behandlung aus der horizontalen Lage in eine mehr oder weniger verticale gebracht werden kann, damit die bei den meist alten Leuten stets zu fürchtenden oft lethalen Lungenhypostasen resp. hypostatischen

---

*) Verhandlungen der deutsch. Gesellsch. f. Chir. 1893. II. pag. 125.

Pneumonien vermieden werden, welche in Folge der lange dauernden horizontalen Lage der Kranken entstehen.

Zum Schlusse dieses wichtigen Capitels von den Schenkelhalsfracturen möchte ich nicht unterlassen eine Mahnung für denjenigen hinzuzufügen, der sich über ein mangelhaftes Heilungsresultat damit hinwegtröstet, dass ja alle derartigen Brüche mit Dislocation resp. Verkürzung heilen. Das ist bei den losen nicht richtig und man soll auch hier mit ganzer Kraft nach dem Ideal der Heilung streben, — normale Verhältnisse wiederherzustellen. Man wird sicherlich oft, wenn auch nicht immer, die Freude des Gelingens haben. Die Folgen nicht geheilter Brüche sind sehr schwere und erfordern besonders bei jugendlichen Kranken operative Eingriffe zu ihrer Heilung, wie sie von *Langenbeck* und *Trendelenburg* durch Einschlagen von Elfenbeinstiften mit Erfolg vorgenommen worden sind. Auch partielle Resectionen haben gelegentlich gute Resultate ergeben.

Eine ungleich geringere Bedeutung unter den Fracturen am oberen Ende haben

b) die isolierten Brüche des Trochanter major.

Sie sind selten und stets als directe Brüche beobachtet. Je nach der Verschiebung des Fragments, welches durch den Zug der Glutaeen weit nach hinten und oben dislociert sein kann, ist eine sichere Diagnose leicht oder schwer zu stellen. Ist die Schwellung der Weichteile nicht zu gross, so gelingt es wohl das Fragment zu fühlen event. abnorme Beweglichkeit zu constatieren. Bei vollständigem Bruch wird das Bein leicht nach Innen rotiert sein, da der Ansatzpunkt für die Auswärtsroller fehlt. Zur Behandlung genügt ruhige Lage. Wenn es nicht gelingt, das dislocierte Fragment an die Knochenwundfläche des Schaftes heranzubringen, so kann der zu erwartenden Pseudarthrose durch die baldige Anlegung der Knochennaht vorgebeugt werden.

Ausser den genannten Fracturen am oberen Ende ist endlich auch

c) der isolierten Fractur des Schenkelkopfes

zu gedenken.

Braun beschreibt einen derartigen Fall, welcher mit einer Luxation unter die Sehne des Obtorator internus compliciert war und bei der Section constatiert wurde. Es fand sich der innere Abschnitt des Gelenkkopfes abgetrennt und *Braun* glaubt, dass dieser Bruch bei der plötzlichen Dislocation des Kopfes nach hinten unten durch Zug des Lig. teres entstanden ist, dass also ein Rissbruch vorgelegen habe.

2. Brüche der Diaphyse des Femur.

Sie sind relativ oft und in jedem Lebensalter beobachtet; können an jeder Stelle der Diaphyse eintreten, finden sich jedoch verhältnissmässig am häufigsten an der Grenze des oberen und mittleren Drittels. Die Mehrzahl entsteht durch directe Gewalt, jedoch auch ein Fall auf die gestreckten Beine kann die Fractur auf indirectem Wege erzeugen.

Die Richtung der Bruchebene ist besonders in den oberen zwei Dritttheilen oft schräg, im unteren mehr quer. Es sind jedoch gerade am Oberschenkel nicht selten Längsbrüche beobachtet worden, deren Verlauf sich durch eine spiralig gewundene Richtung auszeichnet, weshalb man sie auch Spiral- oder Torsions-Fracturen genannt hat. Der normalen Biegung des Femur entsprechend geht die Bruchlinie von unten innen über die dorsale Fläche des Knochens hinweg und endet an der äusseren oberen Seite.

Unter den Symptomen springt am meisten die in Folge der Dislocation bestehende Formveränderung in's Auge, welche jedoch je nach dem Sitz der Fractur verschieden ist.

In den beiden oberen Dritteln bedingt die Dislocatio ad axin einen nach aussen vorspringenden, nach innen offenen Winkel. Vornehmlich bei Bruch an der Grenze des oberen und mittleren Drittels wird das centrale Fragment durch Zug des M. ileo-psoas gehoben und durch die Rotatoren nach aussen gedreht, also vor das untere Bruchstück gestellt. Dazu kommt weiterhin eine Dislocatio ad peripheriam, weil in Folge ihrer Schwere Unterschenkel und Fuss nach aussen fallen, wobei das periphere Fragment folgen muss. Endlich resultiert aus dem Zuge der Flexoren des Unterschenkels eine Dislocatio ad longitudinem cum abbreviatione, denn das untere Bruchstück wird dadurch nach oben verschoben. Ist z. B. bei einer Fractur an der Grenze des unteren und mittleren Drittels die genannte Dislocation erheblich, so kann die entstandene Formveränderung der nicht unähnlich sein, welche einer Luxation beider Unterschenkelknochen nach hinten entspricht. Im übrigen ist es leicht ersichtlich, dass die Verkürzung des Beines bei den Schrägfracturen in den zwei oberen Dritteln im Allgemeinen grösser sein wird, als bei den Querbrüchen. Sie kann bis 10 und 12 Ctm. Länge erreichen. Nimmt man zu dem Gesagten hinzu, dass stets noch Crepitation, abnorme Beweglichkeit, Unmöglichkeit activer Bewegung besteht, so werden der Diagnose nur dann Schwierigkeiten im Wege stehen, wenn es sich, wie nicht selten bei Kindern (besonders rachitischen), um eine Infraction handelt. Eine wenn auch geringe Vermehrung der normalen Convexität des Schenkels, empfindlicher, circumscripter Schmerz, Sugillation, äusserste Schonung des Beines von Seiten des Patienton werden die Diagnose so wahrscheinlich machen, dass man die Therapie danach einrichten wird.

Die Prognose ist quoad restitutionem ad integrum bei Kindern gut; bei Erwachsenen dubia ad malam vergens, wenn die Bruchlinie sehr schräg verläuft, besser bei Querfracturen; denn eine tadellose Heilung ist leider nicht die Regel. Bei sehr schrägen Brüchen oder in noch höherem Grade bei der Spiral-Fractur liegt die Gefahr von Muskelinterposition vor, wodurch die Heilung gänzlich verhindert werden kann. Es ereignen sich ferner auch Gefäss- und Nerven-Verletzungen direct in Folge Anspiessens durch die Fragmente, besonders wenn Splitter-Fracturen vorliegen; andrerseits kann das lange Krankenlager, besonders bei alten Leuten, das Leben gefährden.

Für die Behandlung der Diaphysenfracturen gilt allgemein die Anwendung der Extension und Contraextension in gestreckter Stellung des Beines, wodurch die Dislocationen aufgehoben werden, wenn man event. auch Rotation des Unterschenkels nach innen hinzufügt, wenn es erforderlich ist. *Bitter* empfiehlt behufs Correctur der verschiedenen Dislocationen nach dem Vorgange Bardenheuers auch Extension in querer Richtung anzubringen, sowie die Abheblung der Fragmente und Rotationsextension. Der narcotisierte Patient liegt auf einer Beckenstütze oder mit dem Gesäss am Rande eines festen Tisches. Ein Assistent übt am Fusse des kranken Beines Extension aus, während ein anderer das Knie in leichter Flexions-Stellung hält und mit der anderen Hand die Fracturstelle reguliert resp. unterstützt. Sowohl bei Anlegung eines circulären Gypsverbandes, als auch bei Anwendung einer Gyps-Hanf-Schiene muss das Becken mit fixiert werden und der Verband hat bis zu den Zehen zu reichen. Um dauernde Extension sicher ausüben zu können, ist jede Schiene besser als der circuläre Gypsverband. Will man, was sehr zu empfehlen ist, das Bein während der Heilung suspendieren, so hat man für den Oberschenkel zwei, ebenso für den Unterschenkel zwei und für den Fuss einen Ring einzugypsen. Der Patient wird dann in ein ausreichend grosses Bett (1,90—2 Meter lang) mit fester Matratze gebracht (cfr. Fig. 22 und pagg. 114 u. 115) und das Bein an einem Holzgalgen aufgehängt. Ist kein Gyps zur Hand, so muss man sich mit einer gut gepolsterten Schiene zu helfen wissen, welche am praktischesten an der Aussenseite des Beines angebracht und mit einem Fussbrett versehen wird, wenn Rotation nach aussen zu beseitigen ist. Auch eine Schiene an der hinteren Fläche des Beines mit rechtwinklig angesetztem Fussbrett ist zu verwenden. Für die Contraextension benutzt man

Fig. 23.

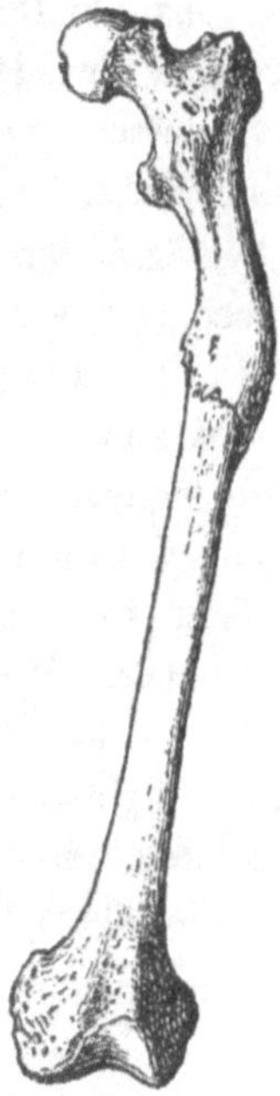

Fract. femoris an der Grenze d. oberen und mittleren Drittels.

entweder den Körper des Patienten selbst, dadurch dass man das Fussende des Bettes höher stellt und zwischen Bettwand und gesunden Fuss einen Holzklotz legt, gegen den sich der Kranke stützen kann, oder man legt einen sog. Contraextensions-Riemen an. Derselbe wird durch die Glutaealfalte der gesunden Seite gelegt, nach dem Kopfende des Bettes geleitet und dort befestigt, oder auch mit Gewichten armiert. Handelt es sich, wie nicht selten bei Kindern, um eine reine Querfractur oder Infraction, so ist die Extension überflüssig. Bei Kindern, die noch nicht gehen können und deshalb ihre unteren Extremitäten mehr weniger flectiert zu halten gewohnt sind, soll nach *Beely* (l. c.) die Extremität in starker Beugestellung im Hüft- und Knie-Gelenk fixiert werden, damit die Heilung nicht mit erheblicher Dislocatio ad axin erfolge. Das Kind liegt auf der gesunden Seite; die Schiene beginnt dicht nach aussen von der Synchondrosis sacroiliaca dieser Seite, verläuft über die hintere Fläche des Beckens, über den Trochanter maj. der kranken Seite, an der lateralen und vorderen Fläche des Oberschenkels, Kniegelenks und Unterschenkels und an der lateralen Seite des Fusses bis zur kleinen Zehe. Für Kinder, welche das Bett noch als Locus defaecationis betrachten, rät *Schede* die Extension des Beines in verticaler Stellung.

Die Heilung erfolgt durchschnittlich bei kleinen Kindern in 4—6, bei Erwachsenen in 6—8 Wochen unter ausreichender Callusbildung. Die Grösse der Gewichtsextension schwankt je nach der Verkürzung und dem Alter der Patienten zwischen 4—7 Kgr. Für die Nachbehandlung besonders dann, wenn eine abnorm lange Zeit bis zur Wiederkehr der Gebrauchsfähigkeit vergeht, eignet sich ein articulierter Wasserglasverband, resp. kräftigende Bäder und Massage.

Gelingt die Ausgleichung der Dislocation durch die Extension in gestreckter Stellung nicht, so muss selbstverständlich das Bein in anderer Richtung fixiert werden. Ist die Abduction des oberen Fragments nicht zu beseitigen, so muss auch das untere durch den Verband in abducierter Stellung befestigt werden, also in

Spreizlage. Ist die Flexion des oberen Fragmentes nicht auszugleichen, so liegt in der Anwendung des Planum inclinatum duplex die Möglichkeit das untere Fragment in die Verlängerung des oberen zu bringen und zugleich Extension auszuüben.

Schlecht geheilte Fracturen werden entweder der Reinfraction oder der *Langenbeck*'schen Osteotomia mit oder ohne Excision eines keilförmigen Stückes zu unterwerfen sein. Bei kleinen Kindern gelingt manchmal das Geradebiegen ohne Fractur.

3. Brüche am unteren Ende des Oberschenkels und Epiphysen-Lösungen.

Die Fracturen dicht oberhalb der Condylen finden ihr Analogon in den entsprechenden Brüchen am Humerus. Wir unterscheiden:

a) reine Querfracturen,

b) Querfracturen mit gleichzeitiger Trennung beider Condylen. T-Bruch,

c) Fractur eines Condylus.

Diese Brüche des Gelenkendes entstehen meist durch Fall auf das gebeugte Knie oder die Füsse und so wie *Madelung* für das Zustandekommen der T-Fracturen des Humerus die keilförmige Gestalt des Olecranon verantwortlich macht, so teilt er hier der Patella dieselbe Rolle zu, obgleich *Marcuse* nachgewiesen hat, dass diese Brüche auch beim Fehlen der Patella entstehen können.

Bei dem Querbruch dicht oberhalb der Condylen kann die Dislocation des Gelenkendes incl. Unterschenkel so erheblich sein, dass dadurch eine Luxation beider Unterschenkel-Knochen wahrscheinlich gemacht wird. Durch den Zug des M. quadriceps resp. des Lig. patellae wird der Unterschenkel mit dem Fragment nach vorn und oben dislociert, wodurch eine Formveränderung sehr ähnlich der bei Luxatio cruris nach vorn geschaffen wird (Figg. 24 u. 25). Es können aber auch, was seltener ist, die Mm. biceps, semitendinosus und semimembranosus die Condylen zusammen mit dem Unterschenkel nach hinten dislocieren, wodurch leicht eine Luxatio cruris nach hinten vorgetäuscht wird. Die differenzielle Diagnose wird durch die bei Fractur bestehende Verkürzung des Oberschenkels, durch die leichte Ausgleichung der

Fig. 24.

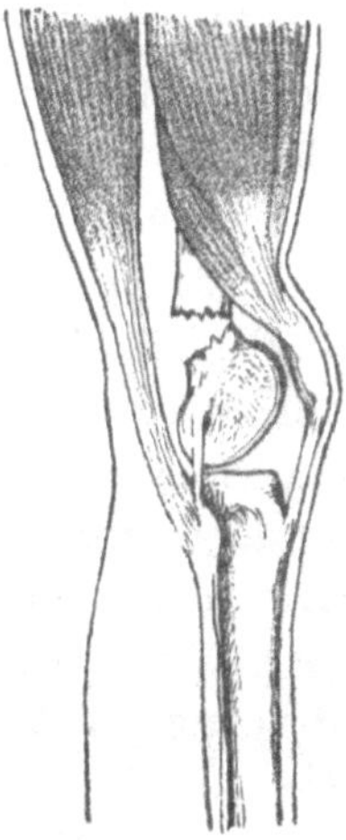

Fig. 25.

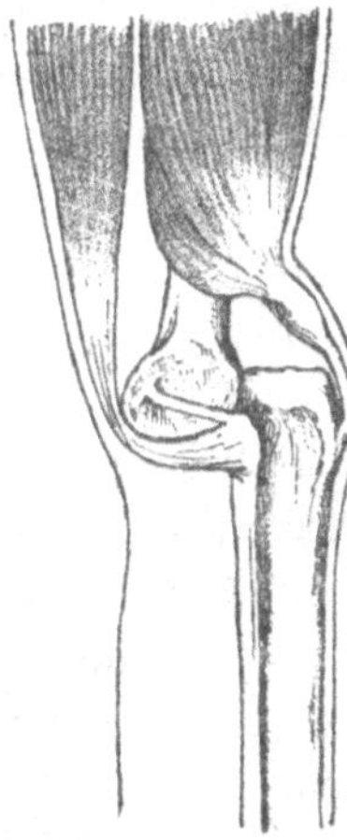

Deformität in der Narcose, durch deutliche Crepitation zu stellen sein. Bewegungen werden bei der Fractur im Kniegelenk gemacht werden können, bei der Luxation oberhalb desselben und werden mehr Widerstand finden als wenn ein Bruch vorliegt, bei letzterem auch gut bis zum rechten Winkel und weiter möglich sein. Die Diagnose wird daher zumal bei dem narcotisierten Patienten nicht schwer zu stellen sein. Eine bisher kaum vorher sicher constatierte Dislocation beschreibt *Lauenstein* nämlich die rechtwinklige Abknickung des Fragmentes zum Schaft des Oberschenkels in die Kniekehle hinein, wodurch in Folge einer Quetschung der Nerv. peroneus eine Lähmung im Bereiche dieses Nerven verursacht wurde.

Liegt ein isolierter Bruch eines Condylus vor, so kann die Form des Knies einer unvollständigen seitlichen Luxation entsprechen oder bei Bruch des Condyl. int. einer Varus-, bei Bruch des Condyl. ext. einer Valgus-Stellung, wenn der Unterschenkel dem einen oder anderen nach oben dislocierten Condylus folgt. Ausser der auch bei den T-Fracturen deutlichen Crepitation wird die freie und leichte abnorme Beweglichkeit auffallen. Hierzu kann sich bei letztgenanntem Bruch auch eine erhebliche Verbreiterung des Knies gesellen, wenn die Tibia zwischen die Condylen getreten ist, woraus weiterhin eine mehr weniger grosse Verkürzung des Beines resultiert. Die exacte Untersuchung des Gelenkes wird erschwert durch den stets vorhandenen oft recht grossen Erguss, der der Verletzung unmittelbar folgt und oft verhältnissmässig lange bestehen bleibt.

Die Behandlung hat neben der Adaptation der Fragmente wesentlich auch die pathologischen Vorgänge im Gelenk zu beachten. Die Dislocation wird der Extension und event. directem Druck weichen; gegen den Gelenkerguss wird anfangs Bindencompression unterhalb der anzulegenden dorsalen Gypsschiene anzuraten sein event. im Verein mit der Application einer Eisblase. Auch ist gegen eine Punction unter strenger Antisepsis nichts einzuwenden.

Ein circulärer Gypsverband ist anfangs wenigstens keinesfalls zu empfehlen, weil er, sei es dass die Schwellung noch zu- oder abnimmt, sehr bald wieder entfernt werden müsste, was dem Patienten unnötige Schmerzen macht und sicher nicht zur Ruhigstellung der Fragmente beiträgt. Eine Gypsschiene kann jederzeit leicht entfernt und entweder durch Wattepolsterung passend gemacht oder besser durch eine neue ersetzt werden, ohne das Bein eher zu rühren, als bis die Schiene fest geworden ist. Dieselbe reicht, bei leichter Flexion des Kniegelenks, von der Schenkelbeuge bis zu den Zehen. Ausser dem Gyps sind auch gut gepolsterte Drahthosen und Holzschienen verwendbar.

Die Nachbehandlung hat dafür zu sorgen, dass durch geeignete passive Bewegungen und Bäder, Massage der Gelenksteifigkeit entgegengearbeitet wird, sei es dass sie durch die lange ca. 6wöchentliche Ruhigstellung oder durch Callus bedingt ist. *Braun* beschreibt einen Querbruch des hinteren Teiles des Condyl. internus fem. bei einem Patienten, dem schwere Erdmassen gegen die Aussenfläche des Beines gefallen waren. *Braun* ist der Ansicht, dass es sich hierbei um einen Rissbruch handelt, veranlasst durch Zug des Lig. cruciatum posticum und dass ein analoger Bruch am Condylus externus veranlasst werden könne, durch Zug des Lig. cruciatum anticum.

Bei Kindern bis zum 16. Lebensjahre sind Epiphysenlösungen beobachtet worden, welche meistens indirecten Ursachen ihr Entstehen verdankten und insofern den betreffenden Patienten schwer schädigen können, als das Längenwachstum des Knochens dadurch manchmal gestört wird. Die Diagnose wird oft nicht sicher zu stellen sein, weil die Symptome der Fractur oberhalb der Condylen zu sehr entsprechen. Die Behandlung gleicht der oben angegeben.

Der Vollständigkeit wegen führe ich hier noch an, dass auch gleichzeitige Fracturen des Condylenendes des Femur und der Tibia durch Fall auf die Füsse oder das Knie beobachtet worden sind. Die Dislocation führte nach *König* dabei stets zur Genu varum-Stellung.

Auch die Oberschenkelbrüche incl. solcher des Schenkelhalses sind von *v. Bardeleben*, *Korsch*, *Albers* mit Gehverbänden mit Erfolg dann behandelt worden, wenn das Tuber ischii als Stützpunkt für den Verband dienen konnte; es pflegt dann eine Consolidation in 4—5 Wochen einzutreten. Der Verband hat von den Köpfchen der Mittelfussknochen bis zum Tuber zu reichen. Cfr. pag. 22.

---

§ 15. Brüche der Kniescheibe. Fractura patellae.

Die Patellarbrüche gehören zu den relativ selten (ca. 2 pCt. aller Fracturen) beobachteten. Sie entstehen theils durch indirecte, theils durch directe Gewalt, theils durch beide Ursachen — directe Gewalt und Muskelzug — zusammen als von *Chaput* „gemischte Brüche“ genannte Verletzungen. Aus der ersten Entstehungsart resultieren die Rissbrüche durch Zug des M. quadriceps und des Lig. patellae, wobei gleichzeitig die Kniescheibe stark gegen die Condylen angepresst wird. Bei starker Anspannung der Sehne und des Bandes halten diese selbst fest und reissen den Knochen quer auseinander. Dies geschieht, wenn der nach hinten überfallende Körper bestrebt ist, sich durch einen kräftigen Ruck im Gleichgewicht zu erhalten. Die dehnbare Sehne und das Ligament reissen dabei erfahrungsgemäss viel seltener als der Knochen, so dass der Erfolg eine Querfractur der Patella ist. Eine Rissfractur der Tuberositas tibiae kommt dabei nur ausnahmsweise einmal zu Stande. Es liegt also derselbe Mechanismus zu Grunde, wie wir ihn bereits mehrfach beobachten konnten, nämlich der des über ein Knie gebrochenen Stabes. Die Teile auf der Seite des Zuges werden eher auseinander reissen, als die auf der Seite des Druckes, d. h. die Fractur wird zuerst auf der vorderen und bei weiter wirkender Kraft auch auf der hinteren Fläche des Knochens eintreten. In einem gewissen Moment wird daher der Bruch ein unvollkommener sein müssen und wird es event. auch bleiben können, wenn gerade in diesem Augenblick die Gewalteinwirkung aufhört. Die Querfractur liegt gewöhnlich ziemlich genau in der Mitte der Patella oder auch mehr nach dem Lig. pat. hin, so dass nur ein kleines Stück des Knochens an ihm hängen geblieben ist. — In Folge directer Gewalteinwirkungen sind sog. Stern- und Lochbrüche, sowie Splitterfracturen der Kniescheibe beobachtet, je nachdem die Entstehung auf den Anprall eines festen Körper (z. B. Kugel) oder auf einen Fall auf das gebeugte Knie zurückzuführen ist.

Unter den Symptomen nimmt bei einer vollständigen Querfractur mit gleichzeitiger Zerreissung der Kapsel und Fascie die Dislocation die erste Stelle ein. Die Diastase der Fragmente kann unter den genannten Umständen eine Länge bis zu 5 Ctm. erreichen. Die höheren Grade der Diastase — über 2 Ctm. hinaus — sind nach den Leichenexperimenten *Chaput's* wahrscheinlich nicht primär sondern das Resultat einer langsamen aber stetigen Retraktion des Musc. triceps. Es wird ferner gelingen die Fragmente seitlich zu dislocieren; ob gegeneinander mit fühlbarer Crepitation wird davon abhängen, ob sich die Diastate ausgleichen lässt oder nicht. Der stets vorhandene mehr weniger hochgradige Bluterguss in's Gelenk kann die Diagnose insofern sehr erschweren, als durch Schwellung und pralle Spannung der Kapsel resp. der umgebenden Weichtheile das directe Umfassen der Fragmente unmöglich gemacht ist. Besteht, wenn Periost und Kapsel nicht mit zerrissen sind, keine Entfernung der Fragmente von einander, so wird eine sichere Diagnose oft nicht zu stellen sein; um so mehr, als man sich leicht bei der Palpation in die geschwellte Bursa praepatellaris eine künstliche Furche eindrückt und sie mit einer Spalte im Knochen verwechselt. Der Patient kann in der Regel nicht nach vorwärts gehen und das Bein nicht activ strecken.

Die Prognose hängt im wesentlichen von der Grösse der Diastase ab und der Möglichkeit ihrer Beseitigung. Gelingt es knöcherne Vereinigung zu erzielen, so tritt auch gute Gehfähigkeit wieder ein. Bleibt, wie häufig, eine Pseudarthrose zurück, so verliert der Patient den normalen Gebrauch des Beines mehr oder weniger vollständig, je nach der Grösse der Entfernung der Fragmente von einander. Die Erfahrung lehrt jedoch, dass selbst bei verhältnissmässig grosser Diastase nicht immer notwendigerweise eine erhebliche Beschränkung im Gebrauche des Beines eintreten muss*). Von weiterem Einfluss auf die Prognose ist die Grösse des unteren Fragments. Sie verschlechtert sich, je kleiner letzteres ist, weil dann die Quadriceps-Muskulatur ein zu bedeutendes Uebergewicht erhält. Es kann aber auch Atrophie des genannten Muskels folgen und dadurch der Gebrauch des Beines geschädigt bleiben; ein grosser Kapselriss verschlechtert gleichfalls die Prognose.

Die Behandlung richtet sich besonders nach der Grösse der Dislocation, des Gelenkergusses und des begleitenden Kapselrisses. Ist erstere gering, so genügt oft die Bandagierung des

*) Bei einem mir bekannten Herrn, der sich vor ca. 18 Jahren eine Querfractur der r. Pat. zuzog, besteht eine Pseudarthrose von $3^1/_2$ Ctm. Breite und doch ist beim Gange nur ein ganz geringes Nachziehen des Unterschenkels wahrzunehmen. Pat. geht ohne Kniekappe und will auch keine anlegen.

Beines in gestreckter Stellung mit oder ohne Benützung einer hinteren Schiene und Anlegung von Heftpflaster-Streifen, dachziegelförmig nach Art einer Testudo, doch ohne Kreuzung in der Kniekehle und Längsstreifen über das Gelenk. Gelingt die Annäherung der Fragmente auf diese Weise nicht, so kann ein Hinderniss, das bereits *Hutchinson* erkannte, in dem Gelenkerguss liegen, der vermittelst Punction zu beseitigen ist. (*v. Volkmann, Schede, Kocher.*) Dieselbe ist selbstverständlich unter strengster Beachtung der Antisepsis zu machen und von einer Sublimatausspülung gefolgt. Nachdem die Fragmente adaptiert sind, wird ein Gypsverband angelegt, dabei jedoch das Gelenk wenigstens in den ersten 2 Wochen bezüglich seiner Abschwellung genau controlliert. — Lässt auch dies Verfahren im Stich, so schreitet man zur directen Annäherung der Bruchstücke. Hierher gehört die Anwendung der *Malgaigne*'schen Klammern, welche durch die Haut direct in die Fragmente eingehakt und durch eine Schraubenvorrichtung einander genähert werden. Von der Ansicht ausgehend, dass die Vereinigung der Fragmente auf operativem Wege doch nicht gefahrlos sei, stets die Narkose bedinge, bei mehrfachen Brüchen schwer ausführbar sei und öfters ungenügende Resultate gebe, empfiehlt *Treves* die Anwendung der *Malgaigne*'schen Klammern sehr warm. Nach gründlicher Desinfection der Haut sollen in das auf einer hinteren Schiene in voller Streckung angewickelte Bein die gut eingeölten Haken in die Fragmente eingelassen werden und dann unter genauer Controlle der Adaption die Heilung abgewartet werden. Man darf jedoch die Haken nicht zu weit peripher von der Bruchstelle einsetzen, weil sonst leicht ein Klaffen an der hinteren Seite der Bruchflächen resultieren kann. Um die Verletzung von Haut und Knochen zu vermeiden, gab *v. Langenbeck* den Rat, die Haken in genau dem Gelenk angepasste Guttaperchaplatten zu treiben und so indirect die Annäherung der Fragmente zu bewirken. Das sicherste Adaptationsmittel ist die Knochennaht, deren Anwendung heute unter genauer Befolgung der *Lister*'schen Vorschriften gute Resultate knöcherner Verheilung giebt und die sich immer mehr Terrain erobert. Nach einem bis auf den Knochen führenden Quer- oder Längsschnitt durch die Weichteile werden die Fragmente angefrischt, durchbohrt und mit Silberdraht oder starkem Catgut zusammengenäht, darauf Kapsel und Haut in zwei Etagen vereinigt, ein *Lister*'scher event. Sublimat- oder Jodoform-Verband angelegt und eine Schiene appliciert. Ist das untere Fragment sehr klein, so kann es vorkommen, dass es bei der Durchbohrung splittert. In einem solchen Falle umfasste ich das ganze Bruchstück mit dem Catgutfaden, zog es an das obere und erhielt ein gutes Resultat, operierte also wie *Kocher*, der auch beide Fragmente ganz mit Silberdraht umfasste und zusammenzog. Bei Gelegenheit der Discussion über den *Pfeil-Schneider*'schen Vortrag*): „Ueber die Knochennaht bei der Behandlung der geschlossenen Brüche in der Nähe der Gelenke, spricht sich *König* dahin aus, dass er glaube, man müsse bei Patellar-Fracturen dann nähen, wenn es sich um eine Zerreissung nicht nur der Patella handelt, sondern des ganzen motorischen Apparates d. h. sowohl der Kapsel als auch des ganzen seitlichen und medianen Streckapparates“ (cfr. pag. 20). *v. Volkmann* hat im Jahre 1880 die Sehnennaht bei Querbrüchen empfohlen. „Er zog in zwei Fällen durch die Sehne des Quadriceps und durch das Lig. patellae, während die Haut einmal scharf nach oben und einmal nach unten zurückgezogen wurde, eine einfache Fadenschlinge und knüpfte beide Schlingen auf der Patella zusammen.“ Dann wurde ein eng anschliessender Gypsverband angelegt, mit einem der Fadenschlinge entsprechenden Fenster. Bei einer veralteten Fractur hat vor der Adaptation der Fragmente durch die Naht gewöhnlich erst die Lockerung der Bruchstücke vorherzugehen d. h. die ausgiebige Durchtrennung der sie in ihrer pathologischen Stellung fixierenden Weichteile. *v. Bergmann* führte zu diesem Zwecke selbst die Abmeisselung der Tuberositas tibiae aus. — Gegen event. Muskelatrophie ist die Anwendung der Electricität und Massage zu empfehlen. In Folge der gün-

*) Verhandlungen d. deutsch. Gesellsch. f. Chir. XXI. Congress 1892. pag. 36.

stigen Resultate, welche in der *v. Bardeleben*'schen Klinik von *Korsch* und *Albers* bei Fracturen des Unterschenkels mit Gehverbänden erzielt worden sind, wurden auch Kniescheibenbrüche ambulatorisch behandelt und *Albers* giebt eine genaue Beschreibung des Verbandes, der den Ober- und Unterschenkel mit Freilassung der vorderen Fläche des Kniegelenks umgiebt; die gebrochene Patella wird mittelst eines Heftpflaster-Testudo an der Schiene fixiert. — Erheblicher Bluterguss im Gelenk wurde vorher durch Punction entfernt.

Die Heilung nimmt naturgemäss sehr verschieden lange Zeit in Anspruch, je nachdem ein einfacher Verband zur Behandlung genügte oder operativ eingegriffen werden musste. Im ersteren Falle ist Genesung in 4—5 Wochen, im letzteren etwa in 2 Monaten zu erwarten. Immer wird man gut thun die ersten Gehversuche mit einem leichten, articulierten Wasserglasverband ausführen event. auch noch später eine Gummikniekappe tragen zu lassen.

---

§ 16. Brüche des Unterschenkels. Fractura cruris.

Man unterscheidet Brüche beider Knochen oder eines allein.

Ich schicke voraus, dass ich die Malleolen-Fracturen sowie die isolierten Brüche der Fibula an der Grenze des mittleren und unteren Drittels hier unerörtert lasse, da über sie in dem Compendium der Lehre von den Luxationen eingehend gehandelt ist. Es bleiben daher zur Besprechung:

a) die Fractur beider Unterschenkelknochen (excl. Malleolenbrüche).

b) Fractura tibiae } in ihren oberen zwei Dritteln.
c) Fractura fibulae }

a) Die Brüche beider Knochen

sind verhältnismässig oft beobachtet, liegen in der Mehrzahl der Fälle an der Grenze des mittleren und unteren Drittels, sind häufiger Schräg- als Querfracturen und entstehen sowohl durch directe als auch durch indirecte Gewalt. Bei Einwirkung letzterer bricht die Fibula gewöhnlich etwas höher als die Tibia und wahrscheinlich immer erst secundär. Die Richtung der Bruchlinie der Tibia geht in der Regel von vorn oben nach hinten unten, so dass ein mehr weniger nach oben spitz auslaufendes vorderes, aus der Dorsalfläche der Tibia stammendes Fragment entsteht, das seinem Aussehen nach mit einem Flötenschnabel verglichen worden ist, woher die Bezeichnung Flötenschnabelfractur rührt. Es liegt auf der Hand, dass durch dieses Fragment die dem Knochen dicht anliegende äussere Haut leicht an- resp. durchgespiesst werden kann, wodurch der Bruch zu einem complicierten wird. Es kommt jedoch auch die entgegengesetzte Bruchrichtung vor. Ausser diesem Symptom besteht Dislocatio ad longitudinem et latus und ad axin, woraus eine Verkürzung des Unterschenkels folgt. Erstere werden dadurch hervorgerufen, dass das untere Fragment, unterstützt durch den Zug der Wadenmuskeln, an der schrägen Bruchfläche des oberen in die Höhe rückt und letztere durch das Herabsinken des Fusses incl. dem unteren Bruchstück, wodurch ein nach hinten offener Winkel gebildet wird. Die Dislocatio ad peripheriam kann durch Rotation des Fusses nach aussen zu Stande kommen. Bei reinen Querfracturen event. mit Verzahnung kann die Verschiebung sehr gering sein oder auch ganz fehlen. Bei einem queren Bruch an der Grenze des mittleren und unteren Drittels habe ich zweimal eine Dislocatio ad axin mit einem nach hinten offenen Winkel gesehen.

Die Diagnose wird meist nicht schwer sein, wenn man bedenkt, dass ausser den genannten sehr charakteristischen Zeichen auch stets die übrigen bekannten mehr weniger ausgesprochen sind und die Tibia verhältnismässig leicht der Palpation zugänglich ist.

Die Prognose ist bei der subcutanen Fractur gut, falls nicht etwa durch den Druck des unteren Fragments die Ernährung der Haut derart gelitten hat, dass sie noch später der Necrose anheimfällt. Dann könnte, wenn die Fracturebene durch bereits eingetretene Verklebungen noch nicht gegen das Eindringen von Luft geschützt ist, eine Fractura complicata resultieren.

Die Behandlung besteht in der Anlegung eines festen Verbandes nach Beseitigung der Dislocation und möglichst genauer Adaptation der Fragmente durch Extension am Fuss, Contraextension am Knie und directen Druck auf die Fragmentenden. Die Narcose ist dabei nicht immer absolut notwendig. Der Gyps-Verband (Schiene oder circulär) reicht vom unteren Drittel des Oberschenkels bis zu den Knöpfchen der Metatarsalknochen und

Fig. 26.

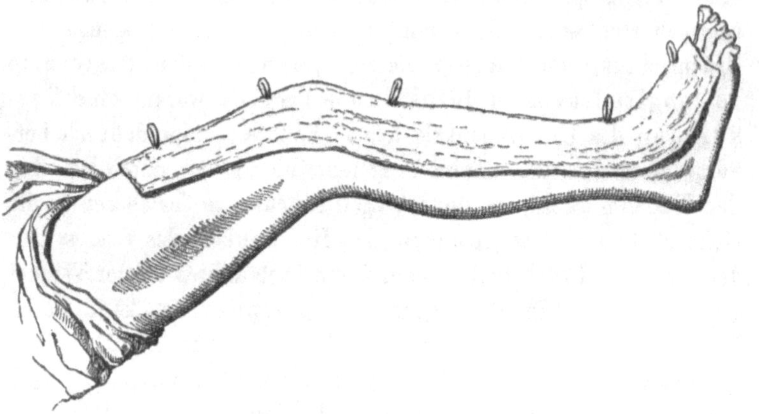

(Nach *Beely.*)

es wird die Schiene zweckmässig mit 4 oder 5 Suspensions-Ringen versehen. Das Kniegelenk steht in leichter, das Fussgelenk in rechtwinkliger Flexion und das Bein wird wie bei dem Oberschenkel-Verband (S. 115) angegeben gehalten.

In Ermangelung von Gyps resp. Hanf muss man sich vorläufig mit Holz- oder Blechrinnen aushelfen, von denen die *Volkmann*'sche die bekannteste ist. Dieselben sind gut zu polstern und müssen an ihrem unteren Ende ein rechtwinklig stehendes Fussbrett tragen, sowie einen genügend grossen Ausschnitt für den Fersenhöcker. Letzterer und die Achilles-Sehne sind besonders zu schützen, was beim Aufliegen des Beines seine grossen Schwierigkeiten hat; denn selbst das Polstern der sog. Fersenlöcher der Beinschienen oder Rinnen bewahrt nie sicher vor Decubitus. Wenn auch noch so gut gepolstert wird, es ist doch immer Druck möglich, weshalb stets Suspension vorzuziehen ist. Bei ihr ist die Controlle über die Hacke und Achilles-Sehne einmal sehr viel leichter und ferner die Möglichkeit vorhanden, die Binde abwechselnd über den einen oder anderen Abschnitt zu legen, ohne dass dabei die Fracturstelle irgendwie in Mitleidenschaft gezogen wird. Ist das gegen die Haut drängende Fragment nicht sicher soweit zu reponieren und in Retention zu erhalten, dass die Gefahr einer Hautgangrän vollkommen ausgeschlossen ist, so hat *Stromeyer* die Resection der hervortretenden Knochenspitze empfohlen event. mit folgender Knochennaht; ein Verfahren, das unter strenger Antisepsis durchaus gefahrlos auszuführen ist. Den Zweck das prominierende Fragment dauernd herabzudrücken verfolgt die *Malgaigne*'sche Schraube, welche einen Stachel trägt, vermittelst dessen das Bruchstück nach unten gedrängt und gehalten wird.

Die Heilung einer Fractur beider Unterschenkelknochen dauert durchschnittlich etwa 5—6 Wochen. Es liegen jedoch genug Beobachtungen von viel längerer Dauer vor. Für diese Fälle ist es empfehlenswert den Patienten mit einem genau passenden Wasserglasverband schon eher aufstehen und umhergehen zu lassen, als bis vollständige, knöcherne Verheilung eingetreten ist. Man darf gewöhnlich auch entsprechend dem Fussgelenk ein Gelenk in dem Verbande anbringen und damit der späteren Gelenksteifigkeit entgegenwirken, da einmal die Bewegungen im Gelenk des Verbandes doch nur geringe sein können und zweitens ein Schaden für die Heilung oder gar Wiederkehr einer Dislocation nicht zu fürchten ist.

b) Fractura tibiae.

In den oberen zwei Dritteln der Tibia sind, ausser den seltenen Epiphysen-Lösungen und intra-uterin Brüchen, Fracturen beider und eines Condylus beobachtet und zwar wie es scheint häufiger des inneren, wohl weil er bei aufrechtem Stehen der Schwerlinie des Körpers mehr entspricht, als der äussere. In neuerer Zeit hat *Wagner**) auf die von ihm sogenannten Compressionsfracturen des oberen Tibiaendes hingewiesen, wobei er meist einen Bruch des Condyl. internus sah. Der Mechanismus ist der, dass bei einem Fall auf die Füsse einer oder beide Condylen des Oberschenkels „das Dach der Tibia eindrücken". Ist die Depression der Tibia erheblich, so sind die Symptome deutlich ausgesprochen. *Wagner* fand das leicht flectierte Bein in hochgradiger Genu-varum-Stellung, das ganze Gelenk besonders unterhalb der Gelenklinie druckempfindlich, vor Allem auch die Gegend des Lig. laterale externum, abnorme seitliche Beweglichkeit und den oberen Teil der Tibia gewulstet. In „leichteren" Fällen wird die Diagnose durch die starke Druckempfindlichkeit am Condyl. int., die Verdickung und Wulstung unterhalb der Gelenklinie gesichert. Die Prognose wird dadurch getrübt, dass leicht eine deformierende Gelenkentzündung der Verletzung folgt. Zur Behandlung empfiehlt *Wagner* neben vorsichtiger Massage die Distraction des Gelenkes. Es ist ferner noch der Rissbruch der Tuberositas tibiae zu erwähnen. Er kommt zu Stande bei Streckstellung des Knies und starker Spannung des Ligamentum patellae, welches die Tuberositas abreisst.

Isolierte Fracturen der Tibia in der Mitte können wohl ausnahmsweise einmal beobachtet werden; in der weitaus grössten Mehrzahl tritt jedoch gleich nach ihr ein Bruch der Fibula ein.

c) Fractura fibulae.

In sehr seltenen Fällen kann das Köpfchen der Fibula und zwar durch Einwirkung directer Gewalt abbrechen. *Lotzbeck* beschreibt eine Rissfractur, welche durch Zug des M. biceps fem. entstanden war. Schwellung, circumscripter Schmerz, event. abnorme Beweglichkeit und Crepitation werden zur Diagnose leiten.

*) Verhandlungen der deutschen Gesellschaft für Chirurgie. 1886. II. pag. 116.

Manchmal kann eine gleichzeitige Verletzung des N. cutaneus cruris ext. und des Peroneus profundus vorliegen, wodurch nervöse Störungen im Bereich des Unterschenkels hervorgerufen werden. Die dicke Muskelschicht der Wade, unter welcher der Fibula-Schaft liegt, schützt ihn vor äusseren Insulten und erschwert die genaue Untersuchung des Knochens, falls einmal aus Wahrscheinlichkeitsgründen eine Fractur dort angenommen werden sollte.

Die Behandlung hat sich neben der Ruhigstellung des Beines gegen die event. nervösen Erscheinungen zu richten. In dieser Hinsicht kann die Resection in Frage kommen, wenn begründeter Verdacht vorliegt, dass Callusmassen die Nerven umwuchert haben.

---

§ 17. Brüche der Fusswurzelknochen.

a) Fractura tali.

In Verbindung mit Luxationen sind Abreissungen von Knochenteilen des Talus beobachtet oder auch Fracturen des Halses. Von *Hueter* und *Lesser* liegen zwei Beobachtungen eines Bruches in sagittaler Richtung vor. Eine sichere Diagnose ist schwer zu stellen, weil selbst bei deutlicher Crepitation dieselbe schwer richtig zu localisieren ist. Bei vorhandener Dislocation, besonders wenn es sich um eine Querfractur des Halses mit Verschiebung des unteren Fragments nach dem Dorsum handelt, ist sehr leicht eine Verwechslung mit einer isolierten Luxatio tali möglich; nur wird bei ihr die Hervorwölbung auf dem Fussrücken erheblicher sein.

Die Behandlung erfordert in jedem Falle nach Beseitigung der event. vorhandenen Dislocation (die bei der Luxation bekanntlich manchmal unmöglich sein kann), die Fixierung des Fusses in rechtwinkliger Stellung mit Hilfe eines Gypsverbandes. Ist bei Verschiebung des Halsteiles die subcutane Reposition nicht zu ermöglichen, so wäre der Versuch dazu auf operativem Wege event. mit Resection des Fragmentes zu machen.

b) Fractura calcanei.

Die Fersenbeinbrüche sind durch typische, characteristische Zeichen markiert und daher auch leichter erkennbar. Sie sind beobachtet: als Rissbrüche in Folge extremer Anspannung der Achilles-Sehne und seit *Malgaigne* als Fractures par écrasement; Zerquetschungsbrüche *(König)*, Sternbrüche *(Hueter)*.

Die Rissbrüche (Fr. par arrachement) verlaufen in der Regel quer; die Trennungslinie liegt hinter dem Talo-calcaneus-Gelenk. Das mit der Achilles-Sehne in Verbindung gebliebene Knochenstück wird stets mehr weniger weit nach oben dislociert sein, ist leicht beweglich und deutlich fühlbar. Zur Adaptation der Knochenflächen ist es notwendig, den Gyps-Verband (resp. Schiene) bei stark flectiertem Kniegelenk und Plantarflexion des Fusses anzulegen, um die Wadenmusculatur möglichst zu erschlaffen.

Häufiger als die Rissbrüche ereignen sich die Fracturen par écrasement. Sie entstehen durch Fall auf die Füsse aus einer bedeutenden Höhe und sind deshalb auch beiderseitig beobachtet worden. Der Mechanismus ist der, dass der Talus als Keil in den feststehenden Calcaneus hineingedrängt wird, ihn auseinandertreibt und mehr weniger vollkommen zerquetscht. Die Richtung der Gewalt und mit ihr die Wirkung ändern sich naturgemäss je nach der Stellung, in welcher der Fuss sich beim Auffallen befand. Bei pronierter Stellung ist die Gewalt mehr gegen den Sulcus resp. den Hals selbst gerichtet, bei supinierter mehr gegen das Sustentaculum, dessen alleiniger Abbruch in sehr seltenen Fällen auch gesehen worden ist. — Eine sichere Diagnose ist bei Fällen mit geringer oder ganz fehlender Verschiebung nicht leicht. *König* verweist in dieser Beziehung auf die characteristische Art der Anschwellung, welche, wenn nicht gleichzeitige Knöchelverletzungen vorliegen, sich stets sehr bestimmt an den

Seitenteilen des Fersenbeins zur Seite des Talo-calcaneus-Gelenks localisiert. Der Fuss ist bei irgend erheblicher Zertrümmerung abgeplattet, die Spitze der Malleolen dem Fussboden genähert und manchmal gelingt es Crepitation deutlich nachzuweisen.

Zur Heilung ist wiederum die Anlegung eines Gypsverbandes das beste Mittel. Sie währt verhältnissmässig lange Zeit und es bleibt immer auch eine erhebliche Gelenksteifigkeit zurück. Bei weitgehender Zermalmung wird öfter, worauf *König* aufmerksam macht, eine Plattfuss-Stellung resultieren. *Hueter* dagegen giebt an, dass er nach der in Rede stehenden Verletzung nie Funktionsstörungen sah. Nach einer gütigen persönlichen Mitteilung *Lauenstein*'s bildete bei einem von ihm beobachteten Zerquetschungsbruch des Calcaneus der sehr unregelmässige Callus resp. die höckrige Form des geheilten Calcaneus später die Hauptstörung.

---

§ 18. Brüche der Metatarsalknochen und Zehen. Fractura metatarsi et digitorum pedis.

Ihr Entstehen verdanken sie in der weitaus grössten Anzahl so erheblicher directer Gewalt, dass dadurch Haut und Weichteile mit verletzt werden. Die Dislocation wird, wenn nicht alle fünf Knochen zu gleicher Zeit gebrochen sind, was ohne Weichteildurchtrennung kaum je vorkommen wird, gering sein oder ganz fehlen, da die nicht fracturierten, benachbarten Knochen eine Verschiebung der Fragmente verhindern. Sollte doch einmal eine einfache Fractur aller Mittelfuss-Knochen vorliegen, so kann Dislocation nach unten und oben eintreten (*Hamilton*), die man vor Anlegung des Verbandes beseitigen muss, da sonst später Nachteile beim Gehen sich einstellen, besonders lästig bei Verschiebung nach unten. Die Diagnose bei Bruch einzelner Knochen kann durch die vorhandene Schwellung der Weichteile erschwert sein, weil eine genaue Palpation nicht ausführbar ist. Trotzdem wird man die Behandlung stets darauf richten, den Fuss ruhig zu stellen und wenigstens anfänglich kalte Compressen auflegen lassen, wenn eine Schiene nicht nötig erscheint; weil event. ungebrochene Knochen als solche dienen können.

Die einfachen Fracturen der Zehen sind gleichfalls sehr selten, weil wieder zum Bruch der kleinen verhältnissmässig dicken Knochen relativ grosse Gewalten gehören, die zugleich die Weichteile so verletzen, dass häufig die Frage der primären Amputation in Erwägung zu ziehen sein wird. Besonders bei Leuten aus der arbeitenden Klasse ist dieser Umstand zu berücksichtigen, da die conservative Behandlung bei weitem mehr Zeit erfordert, also auch längere Erwerbsunfähigkeit bedingt. Die subcutane Fractur, deren Diagnose sich meist auf Crepitation und abnorme Beweglichkeit stützt, behandelt man entweder mit einer Schiene, welche alle oder nur die beiden benachbarten Zehen mit fixiert oder man bandagiert sie allein, am besten auf eine Guttaperchaschiene.

Nach den im allgemeinen Teil gegebenen Andeutungen erübrigt hier nur noch der Hinweis darauf, dass es bei den gänzlichen Zermalmungen der Fussknochen stets das Richtige sein wird, die primäre Amputation vorzunehmen. Nicht nur die Heilungsdauer wird dadurch sehr wesentlich verkürzt, sondern auch die Prognose sofort gut, wenn nicht schon vor der Amputation etwa Infectionskeime eingedrungen sind. Neben der Knochenverletzung wird vor Allem die Ausdehnung der Hautverletzung in Betracht kommen bei der Wahl der Operationsmethode, um dem Amputations- resp. Exarticulations-Stumpf eine gute Hautbedeckung geben zu können.

FSC
www.fsc.org
MIX
Papier | Fördert gute Waldnutzung
FSC® C083411

Zeitfracht Medien GmbH
Ferdinand-Jühlke-Straße 7
99095 Erfurt, Deutschland
produktsicherheit@kolibri360.de